ズボラでも ラクラク！ 1週間で脂肪肝は スッキリよくな

図解で改善！

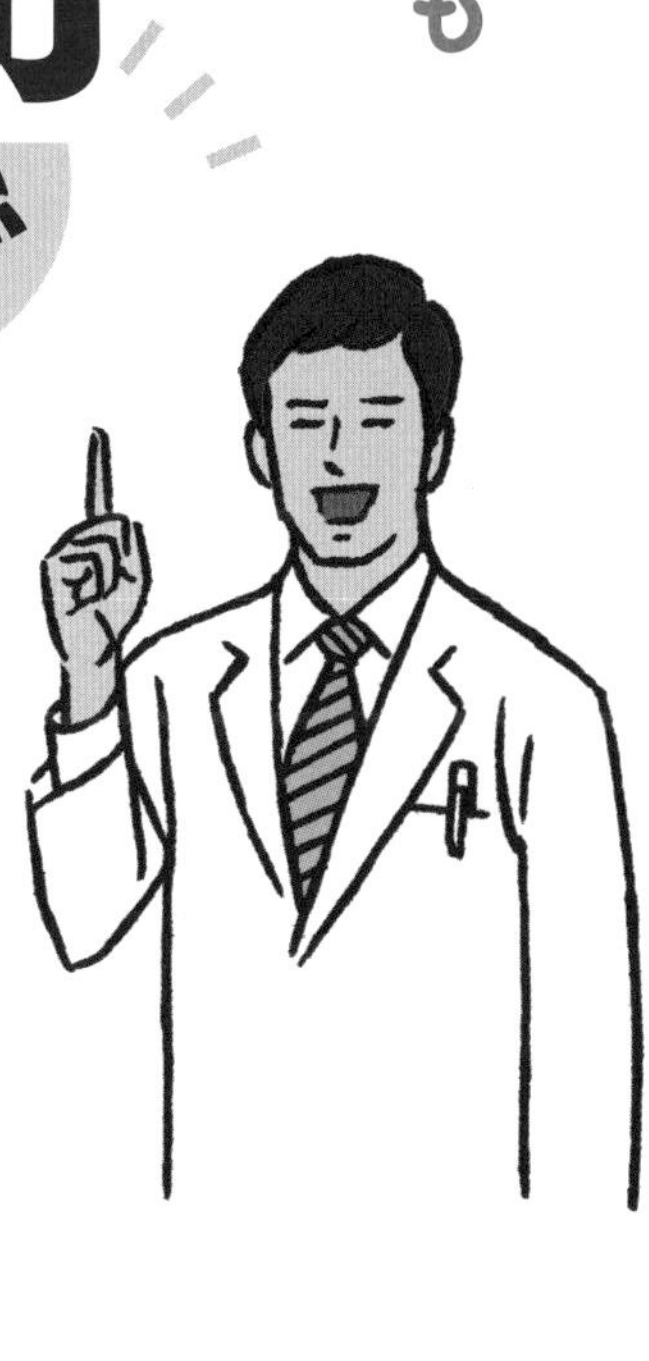

肝臓・生活習慣病専門医
栗原クリニック東京・日本橋院長
栗原 毅

三笠書房

はじめに

これを知るだけで体も人生も劇的好転！

近年、なぜか**治療をしても生活習慣病がどんどん深刻化してしまう**人が増えています。

そうした人には、病気の初期段階で必ず「ある症状」が起きています。

それが**「脂肪肝」**です。

脂肪肝は、認知症、糖尿病、腎臓病、心筋梗塞や狭心症、脳出血や脳梗塞、高血圧、歯周病、痛風など、あらゆる生活習慣病の「前兆」。逆にいえば、**脂肪肝さえ防げば、ほとんどの生活習慣病の重篤化を防ぐことが可能なのです。**


問題は、脂肪肝は、**痛みなどの明確な自覚症状がないため、気づかないことが多いことです。**

そのまま放置すると、脂肪肝炎を経て肝硬変となり、肝臓がんになるリスクもあります。

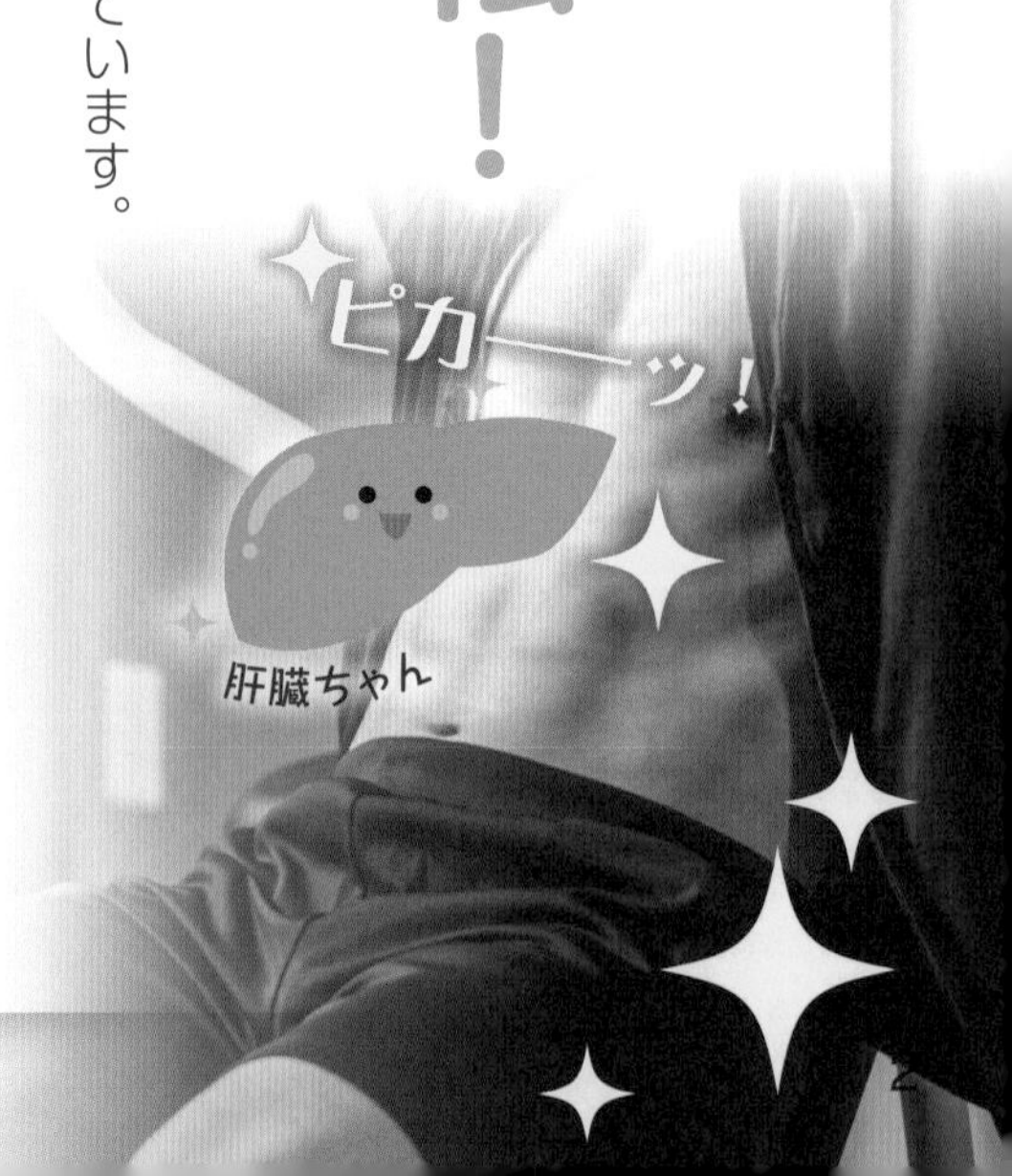

脂肪肝は、あらゆる生活習慣病の前兆だった！

根もとにあるのは…

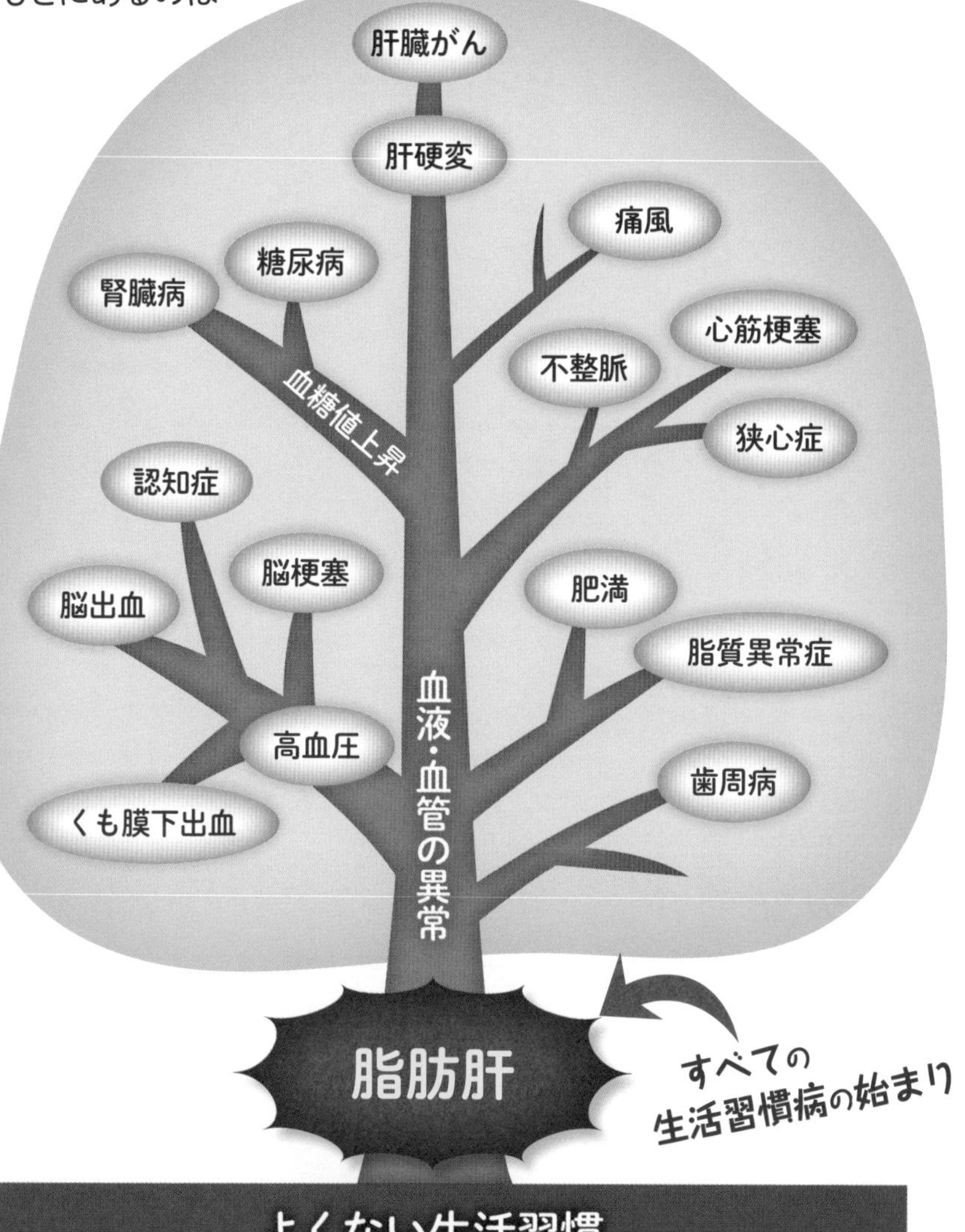

朗報!

「楽しくラクにできる!」は、最強&一生ものの健康法!

脂肪肝は、知らないうちに進行して生活習慣病を発症させ、放置すれば命に関わる恐ろしい病気。しかしご安心ください。

脂肪肝は、とてもなりやすい一方で、「治りやすい」という特徴があります。

原因も、改善法も、はっきりしています。

ですから習慣を改めれば、軽い人なら1週間、中程度の人でも3週間ほどで改善します。実際、40代の女性Dさんは、**肝機能が3週間で正常に。**しかも**元気指数ともいわれるアルブミン値も改善し、肌のツヤが見違えるほどよくなりました。**

糖尿病の治療を5年続けても改善しなかった50代男性のEさんも、本書の中の2つの食べ方に変えただけで、**危険値だったヘモグロビンA1c、AST、ALTの値が3週間で改善!**

本書の改善法は、すべて誰でも、すぐに実行できるので「たったそれだけで?」と驚き、「これを食べちゃっていいの?」と、非常識に感じるかもしれません。でも、どれも**臨床データや科学的な研究結果によって裏付けられ、効果が保証されたもの**ばかりです。

楽しみながら一生ものの健康を手にしていただければ幸いです。

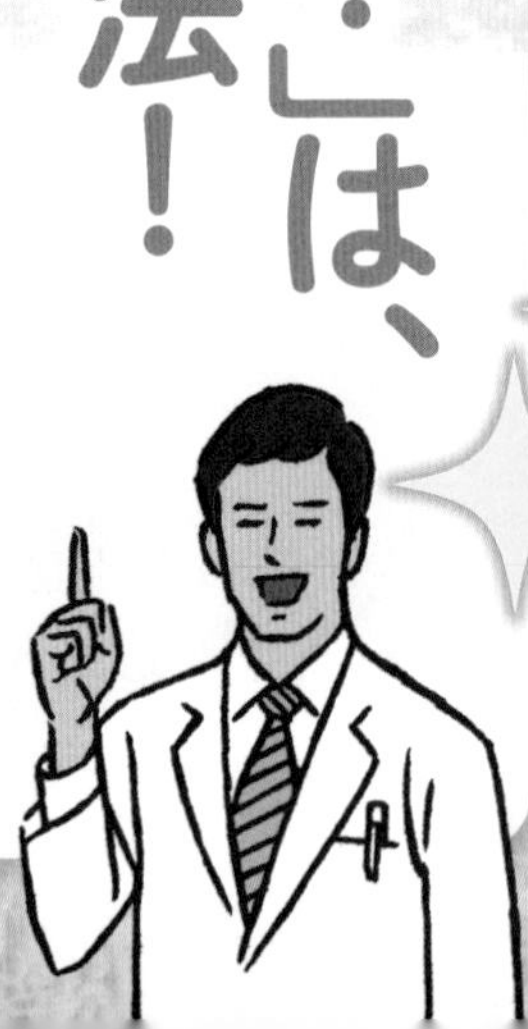

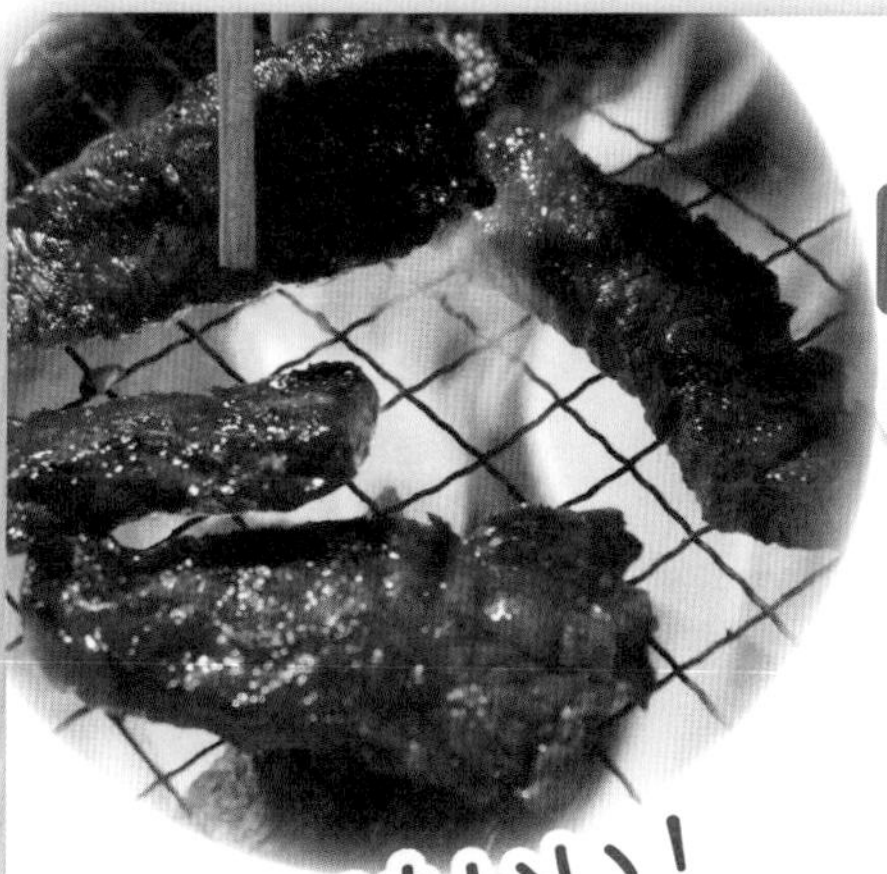

食べてもいい！

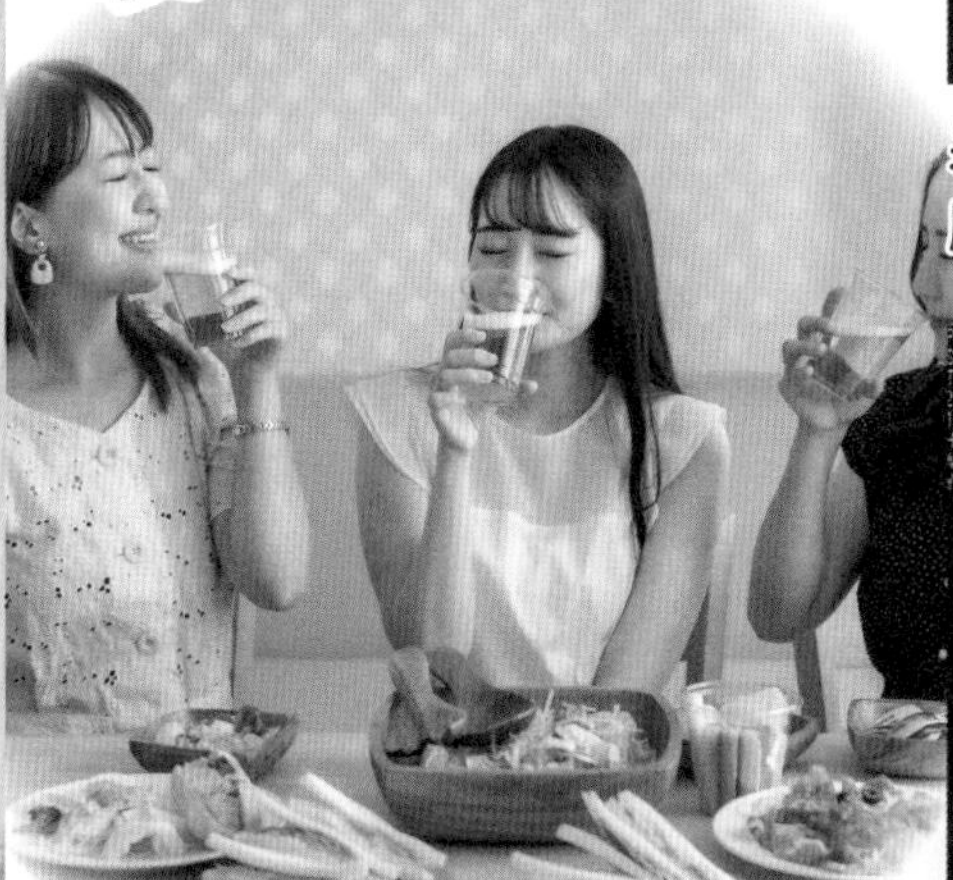

飲んでもいい！

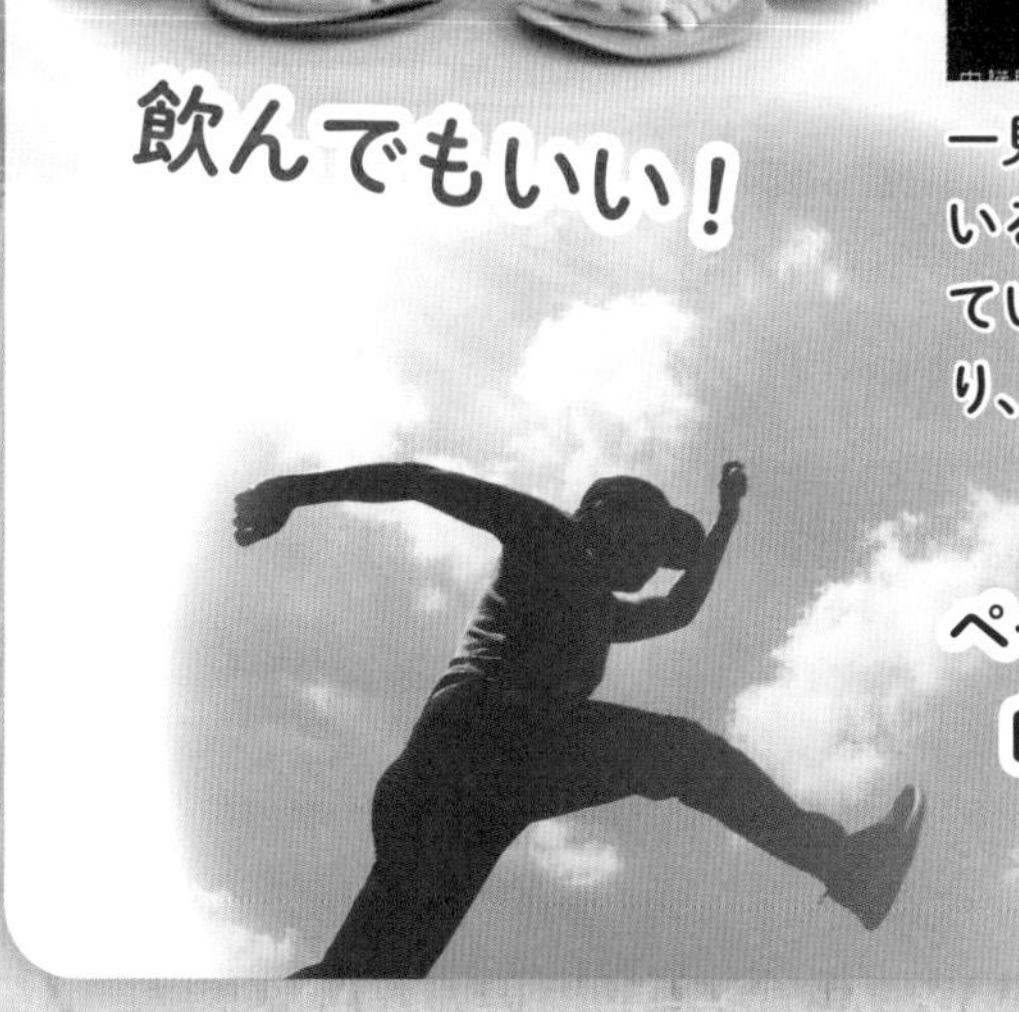

CTで見る腹部の内臓脂肪

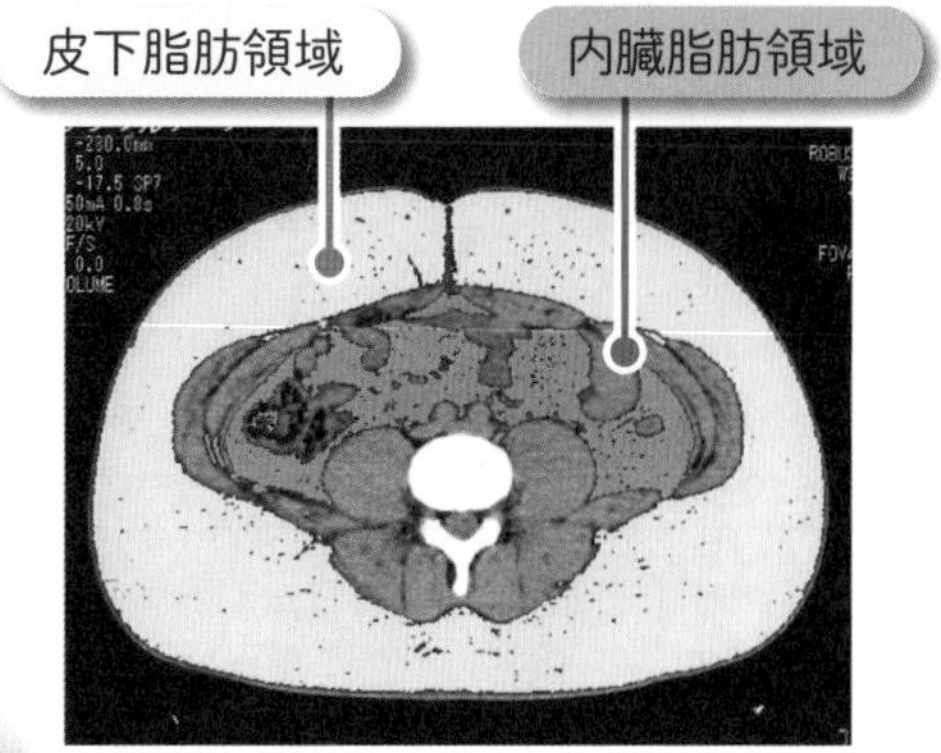

男性で肥満の人は、ほぼ100％脂肪肝と考えていい。

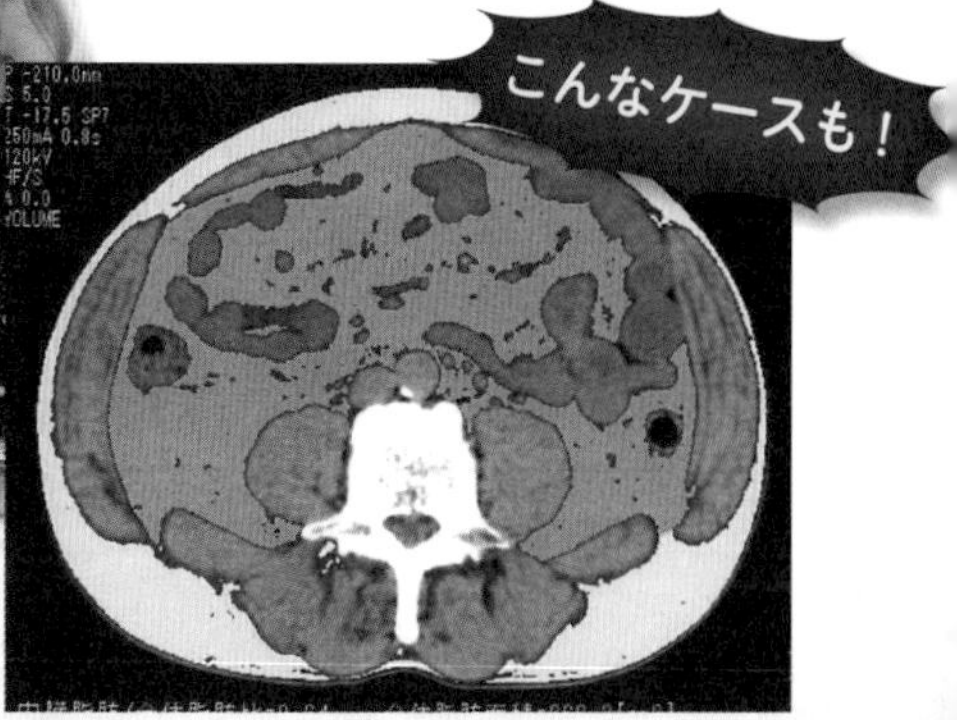

一見、皮下脂肪が少なくてやせているようでも、お腹がポッコリ出ていれば内臓脂肪が溜まっており、脂肪肝の疑いが高い。

⬇

ページをめくって、さっそく自分をチェックしよう！

あなたは大丈夫？

お酒を飲まなくても！日本人の4人に1人が脂肪肝

実は**日本人の4人に1人**、推定3000万人が**脂肪肝**だといわれます。

脂肪肝には、「アルコールの飲みすぎによるもの」と「食べ物による糖質のとりすぎによるもの」の2種類があります。そして**日本人に圧倒的に多いのは、お酒をあまり飲まなくてなる「非アルコール性脂肪性肝疾患」**（NAFLD《ナッフルディー》）です。

そしてこの「非アルコール性脂肪性肝疾患」のうち、**肥満や高血圧のほか、肝硬変や狭心症、心筋梗塞、肝臓がんを引き起こす深刻なものを、「非アルコール性脂肪肝炎」**（NASH《ナッシュ》）と呼びます。

お酒の飲みすぎより、**糖質のとりすぎのほうが脂肪肝になりやすい**のが現実です。そして脂肪肝は、糖質のとりすぎの自覚がない40代以上のすべての男女が警戒すべき病であるにもかかわらず、ご存知ない方が大半です。だから本書でこのタイプの脂肪肝の対処法を一人でも多くの方にお知らせしたいのです。

左のチェックテストは、一般的には5つ以上該当すれば要注意とされますが、私は3つ該当したらこれらの脂肪肝の可能性が高いと考えます。脂肪肝は、それほどなりやすいのです。

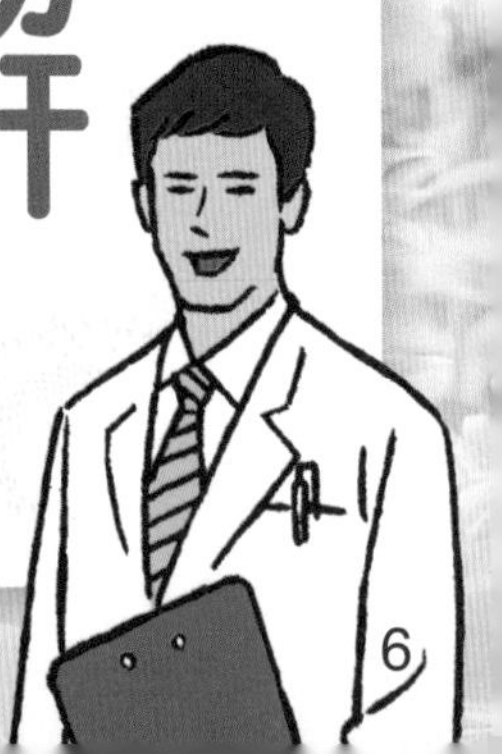

脂肪肝の疑いをチェック

該当するものはいくつありますか？　３個以上チェックがついたら要注意。すぐに対策を始めたほうがいいでしょう。

- 食事にかける時間が10分以内のことがよくある
- ほぼ毎日、フルーツを食べる
- 麺《めん》類の昼食を１週間に３回以上食べる
- ご飯を１日に２膳以上食べる日が、週に５日はある
- たばこを吸う
- 収縮時血圧が130㎜Hg以上ある
- 口の中が乾いていると感じることがある
- 夜、寝つきが悪いことがある
- 朝起きたとき、疲れが取れていないと感じることがある
- 食事は、ご飯から箸《はし》をつける
- 習慣にしている運動はない
- お腹が出てきたと感じる
- 味の濃いものが好きだ
- 筋力が衰えたと感じる

チェックが３つ以上ついたら今から本書で対策を！

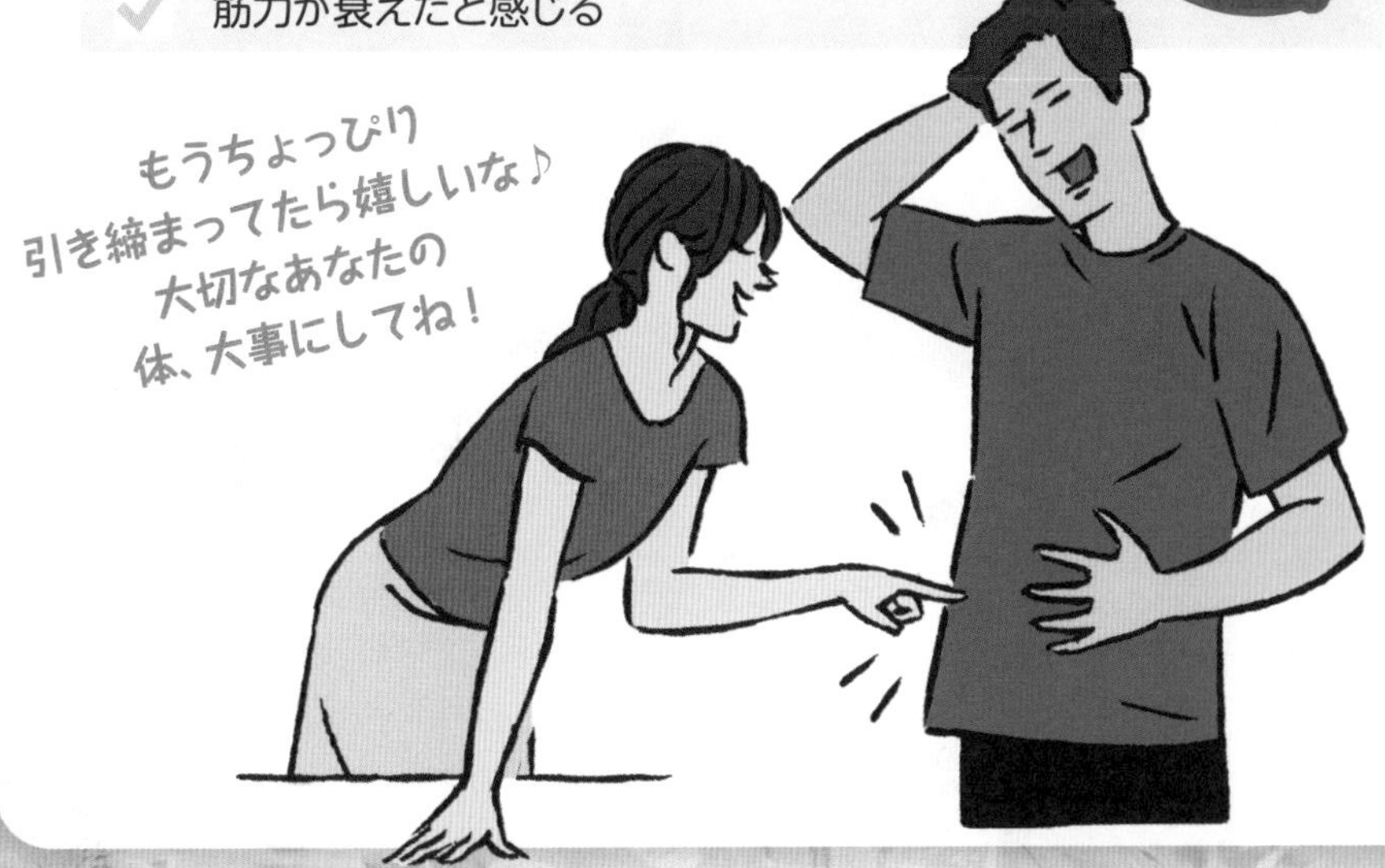

もうちょっぴり
引き締まってたら嬉しいな♪
大切なあなたの
体、大事にしてね！

CONTENTS

第1章 脂肪肝は、自覚症状がないから怖い
発見するにはここをチェック

第2章 生活習慣病は「脂肪肝から」が9割
高血圧、糖尿病、心筋梗塞、痛風、認知症も

第3章 奇跡の糖質ちょいオフ・ダイエット

1週間でシュッと心身が整います！

第4章 「チョコ」と「お酒」の新健康習慣

おいしくって血流や免疫力もアップ！

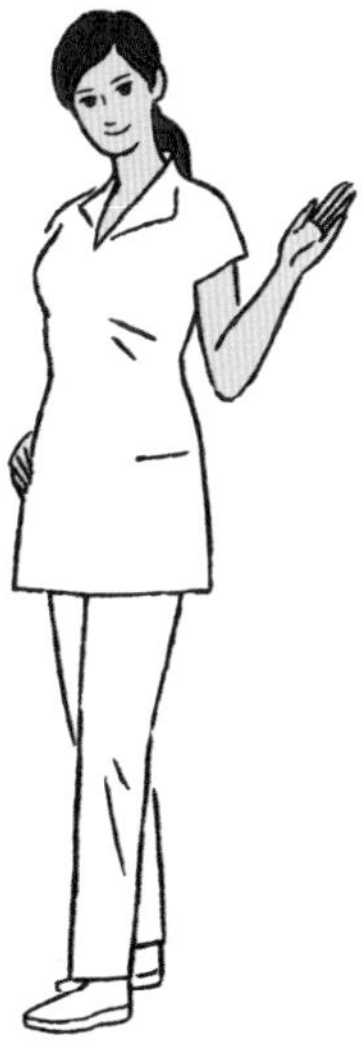

第5章 治療も予防もかなう食べ方のコツ
いつまでも若く、認知症にもなりにくい

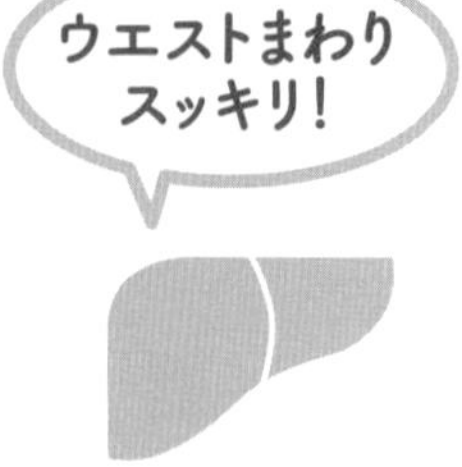

ウエストまわり
スッキリ！

第6章 軽い筋トレで低脂肪体質に変身！
これなら続くよ、どこまでも！

第1章

脂肪肝は、自覚症状がないから怖い

発見するにはここをチェック

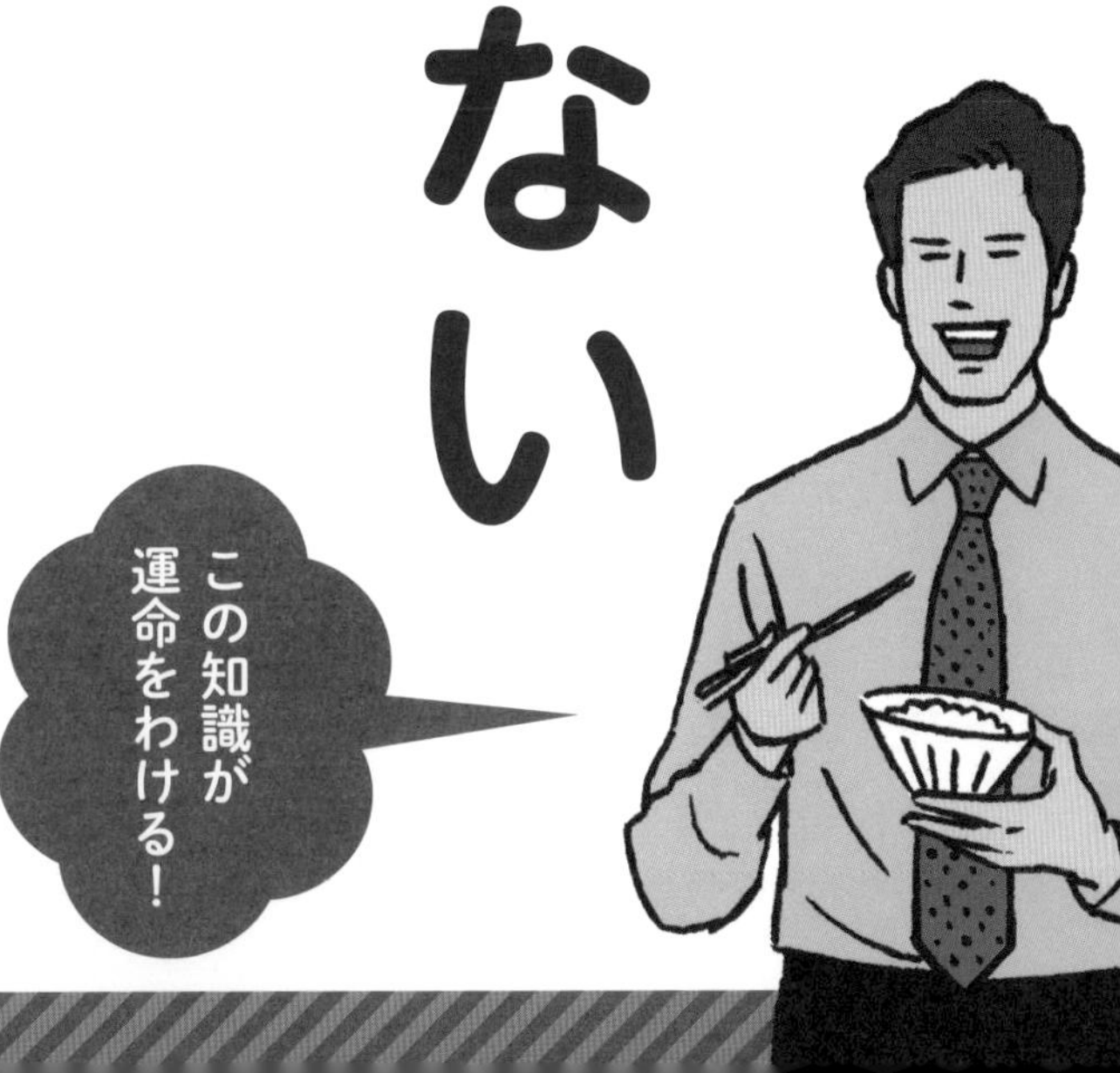
この知識が
運命をわける!

01

脂肪肝って何？ なぜなるの？ 人体最大の臓器の3大機能

肝臓は、とりすぎた糖質を中性脂肪に変えて蓄える

肝臓について知ること——それが脂肪肝対策の近道です。脂肪肝は、肝臓に中性脂肪が溜まりすぎて起こる病気です。健康な人の肝臓には、3～5％の中性脂肪があり、これが20％を超えた状態を脂肪肝と呼びます。ただし20％を超えても、身体の外に変化が表れることは、まずありません。

なぜなら、**肝臓は**2500億個以上もの幹細胞からなる**体の中で一番大きな臓器**だからです。少しくらい悪くなっても、痛くもかゆくもないのです。

それゆえ、「沈黙の臓器」ともいわれます。また、肝臓はその働きから「体内の化学工場」とも呼ばれます。工場の仕事を要約すると、次の3つです。

①栄養素の代謝《たいしゃ》②有毒物質の解毒《げどく》③胆汁《たんじゅう》の生成

中でも脂肪肝と関係が深いのは、「①栄養素の代謝」。代謝とは、外界から取り入れた物質を体に役立つ形に変えて、各臓器に提供したり蓄えたりする働きのこと。肝臓は、糖質、たんぱく質、脂質などの栄養素を代謝します。そのうち脂肪肝や生活習慣病に関わるのは**糖質の代謝（糖代謝）**。

食事で体内に摂取された糖質は、まず、消化酵素によりブドウ糖に分解され全身に運ばれ、各臓器でエネルギーとして消費されていきます。

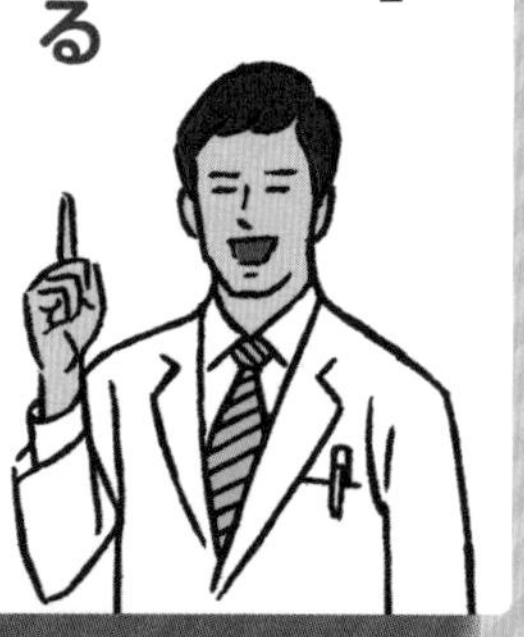

人体最大の臓器・肝臓は「体内の化学工場」

①栄養素の代謝

食事で得た糖質、たんぱく質、脂質などの栄養素を体で使える形に変えたり、蓄えたりする。食べすぎればその分肝臓の負担になる

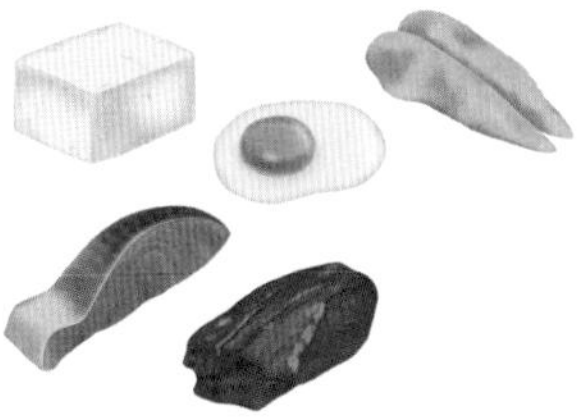

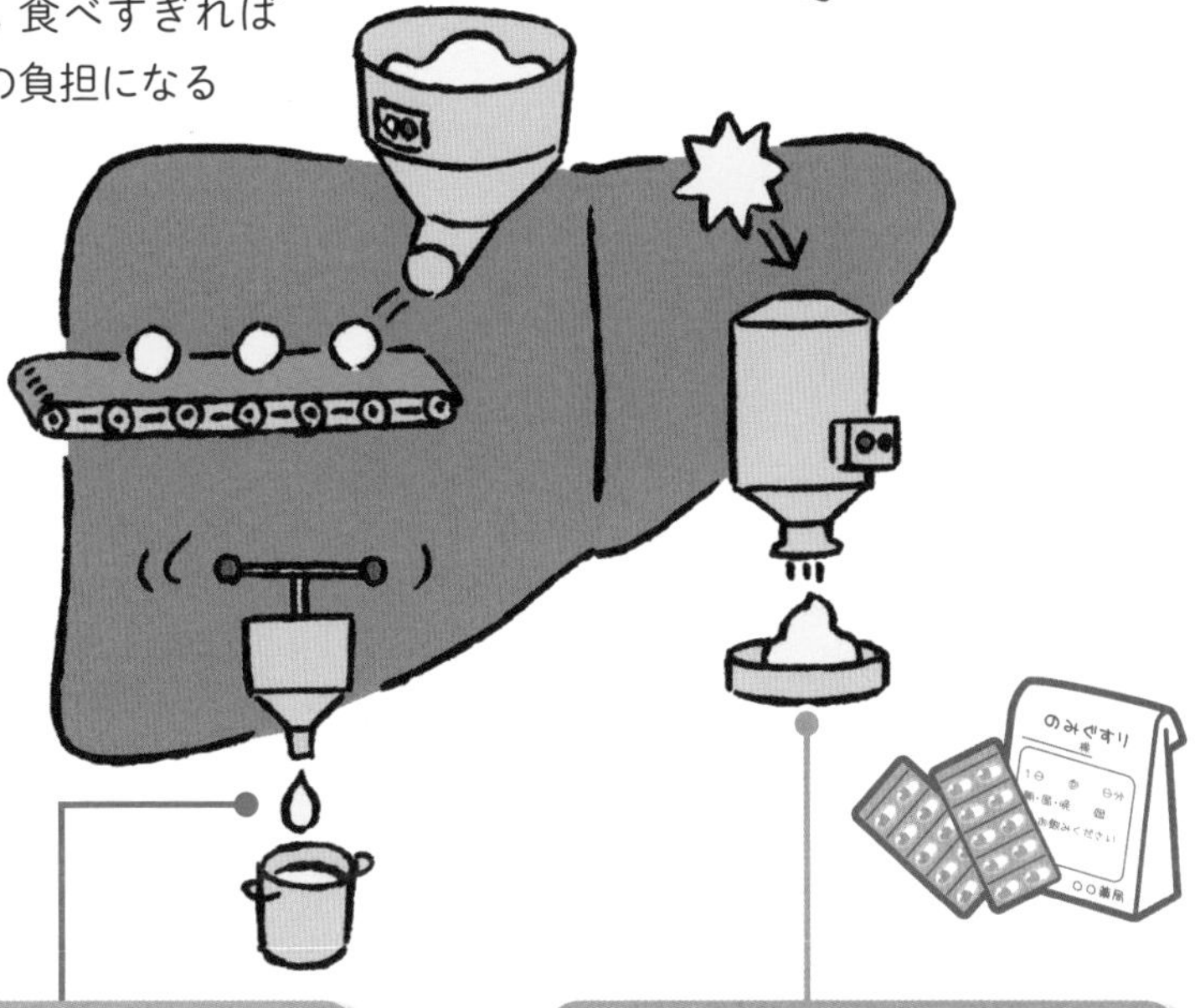

②胆汁の生成

脂質を乳化して吸収しやすくする胆汁をつくる。胆汁は胆嚢《たんのう》で蓄えられ、必要に応じて十二指腸に分泌される

③有毒物質の解毒

体内にそのまま入ると中毒を起こす物質を分解する。服用した薬の成分を仕分けする機能も含む。薬の飲みすぎは肝臓の負担になる

肝臓は体の中で一番大きな臓器であり、重さは1.2〜1.5kg。2000種類以上の酵素によってさまざまな仕事をしている。

02

お酒を飲まなくてもなるのが「非アルコール性脂肪性肝疾患」

お酒が害になるのはどんなとき？

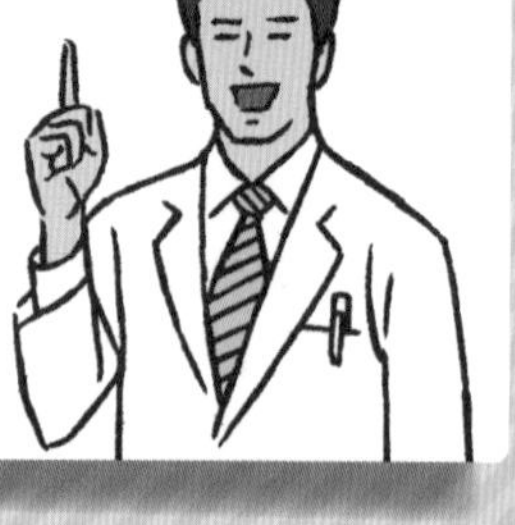

前項の続きです。肝臓は、ブドウ糖をグリコーゲンに合成して貯蔵します。そして血液中のブドウ糖（血糖）が不足すると、再びブドウ糖に戻して放出します。つまり肝臓は、糖質を代謝するほかに、血糖値を安定させる役割も担っています。

しかし、肝臓が貯蔵できるグリコーゲン量には限度があり、限界を超えると、肝臓は、今度はこれを**中性脂肪**に変えて蓄えます。そして肝臓に蓄えられる中性脂肪の量にもまた限度があり、これを超えると、もうほかに蓄えるすべはなく、血液中に中性脂肪がドッとあふれ出て、血糖値や中性脂肪値が上昇します。こうしてさまざまな生活習慣病が引き起こされます。これが「**脂肪肝は、すべての生活習慣病の始まり**」と、私が言う理由です。

前項の「**②有毒物質の解毒**」でおなじみなのは、「アルコールの分解」でしょう。お酒を飲みすぎればアルコール性脂肪肝になります。しかし日本人に多いのは、**食べすぎ、特に糖質のとりすぎによる脂肪肝（非アルコール性脂肪性肝疾患＝NAFLD）**のほうです。男性では1日あたりの飲酒量が日本酒換算で約1合半未満、女性なら1合未満で脂肪肝になった人が該当します。

肝臓に脂肪が溜まると……

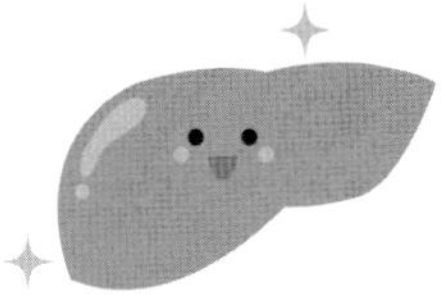

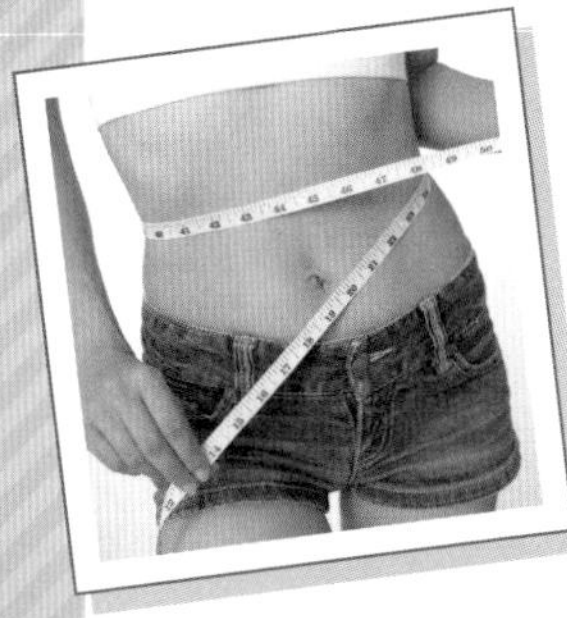

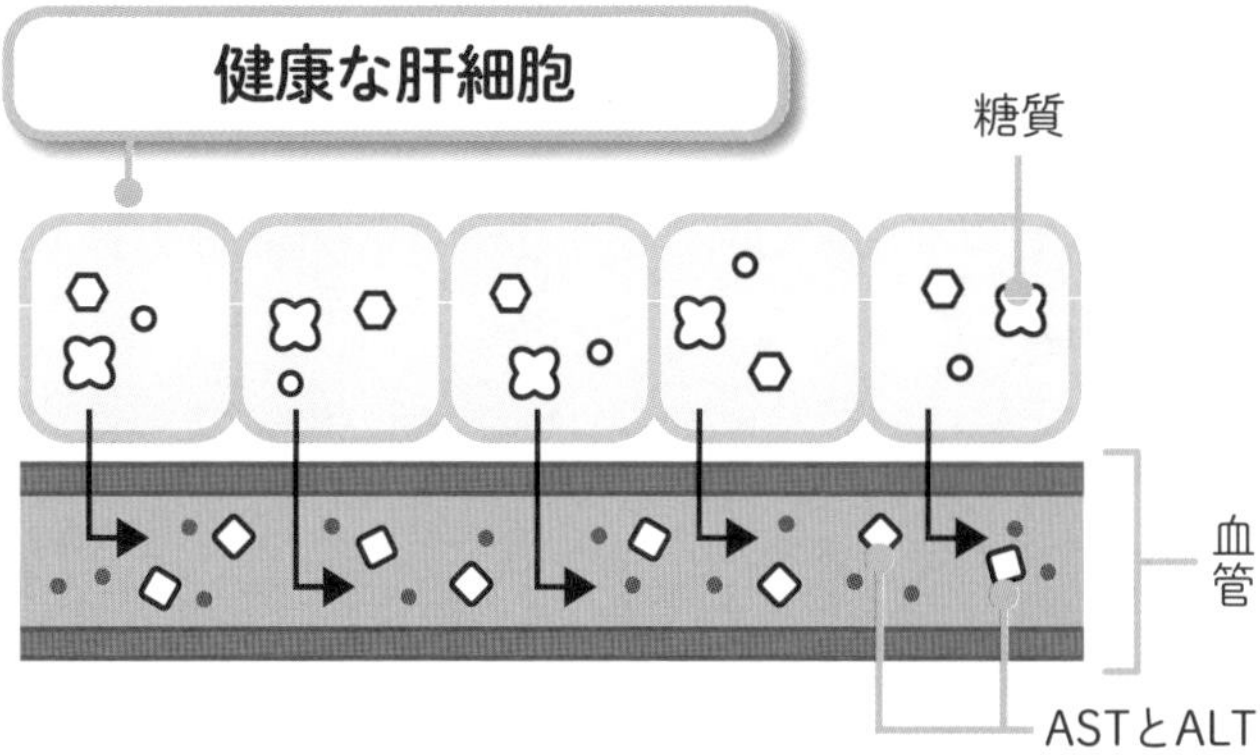

取り込まれた糖質などの栄養素を各器官で使える形（ブドウ糖など）に変え、血液中に放出する。余分な糖質は中性脂肪として蓄える。

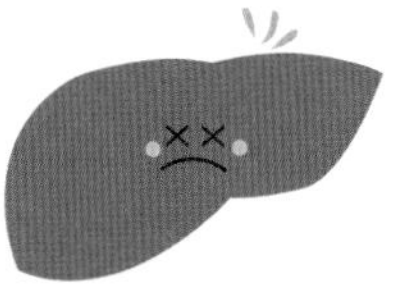

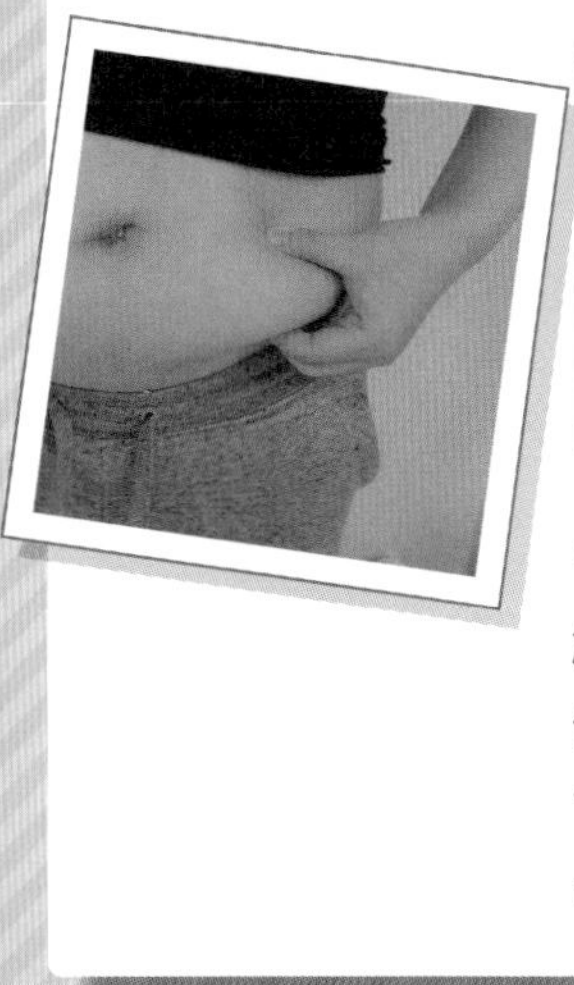

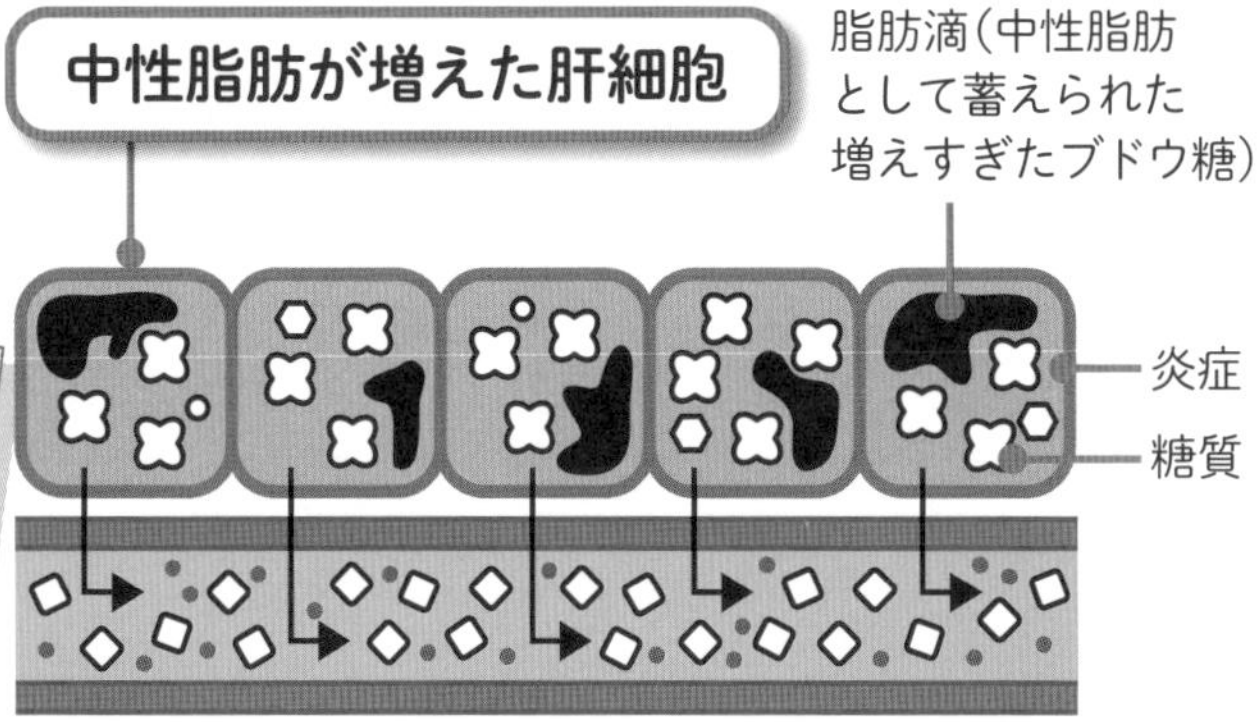

中性脂肪が増えて20%を超えると肝細胞が炎症を起こして壊れる。すると、肝細胞内のたんぱく質を分解する酵素であるASTとALTが血液中に流れ出す。この量の多さで脂肪肝が起こっていることがわかる。

03 自覚症状がないから ALT、ASTなどでチェック

健康診断、血液検査で、真っ先にチェック！

脂肪肝がやっかいなのは、明確な自覚症状がないため、病気である認識が持てないことです。

だから危険を知るには、肝臓でたんぱく質の代謝に関わっている3つの酵素を指標にします。

それが**ALT（GPT）、AST（GOT）、γ《ガンマ》-GTP**です。

肝臓に中性脂肪が溜まると、肝細胞が炎症を起こして肝機能が弱まります。さらに中性脂肪の割合が20％を超えると、肝細胞の中に溜まった脂肪滴により肝細胞が壊れ、ALTとASTが血液中に染み出すのです。**ALT、もしくはALTとASTの両方が16IU／ℓを超えたら、脂肪肝が始まっている**と考えてください。

ASTのみが高い場合は、心筋梗塞や筋肉疾患の可能性があります。さらに**ASTがALTよりも高い場合は、アルコール性脂肪性肝疾患の可能性があります。**

γ-GTPは胆汁に含まれる酵素で、基準値は0〜50IU／ℓ。アルコールに敏感に反応するので、基準値を上回っていたら、アルコール性脂肪性肝疾患が疑われます。**飲酒を控えることと脂肪分の高い食品を避けること**が最重要です。

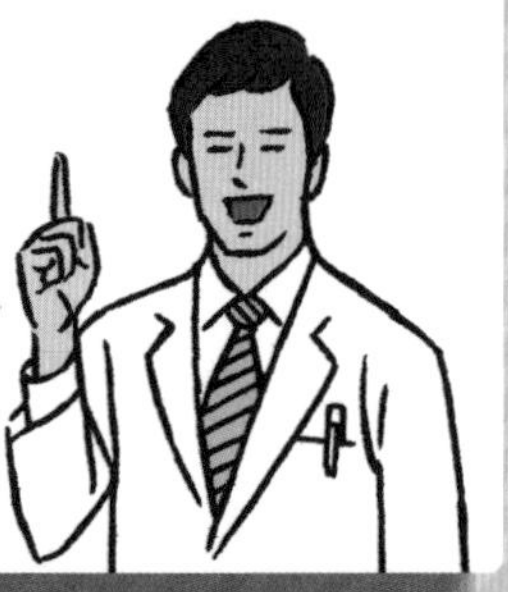

肝機能の検査項目と基準値

ALT(GPT)

基準値　10〜30 IU/ℓ

理想値　5〜16 IU/ℓ

大部分が肝臓に含まれる酵素。基準値内であっても20IU/ℓを超えたら脂肪肝の可能性大。糖質のとりすぎを見直すこと。脂肪肝や肝炎ではこの値が高くなるが、肝硬変にまで進行すると低くなるので注意。

AST(GOT)

基準値　10〜30 IU/ℓ

理想値　5〜16 IU/ℓ

肝臓だけでなく骨格筋や心筋にも含まれるため、ALTとの比較で肝機能の状態を見る。ALTよりも高ければお酒の飲みすぎ、および糖質のとりすぎが疑われる。

γ- GTP

基準値　0〜50 IU/ℓ

肝臓で生成され、胆汁に排出される酵素。アルコール性肝障害の目安となるが、糖質のとりすぎやストレスによって数値が上がることのほうが多い。

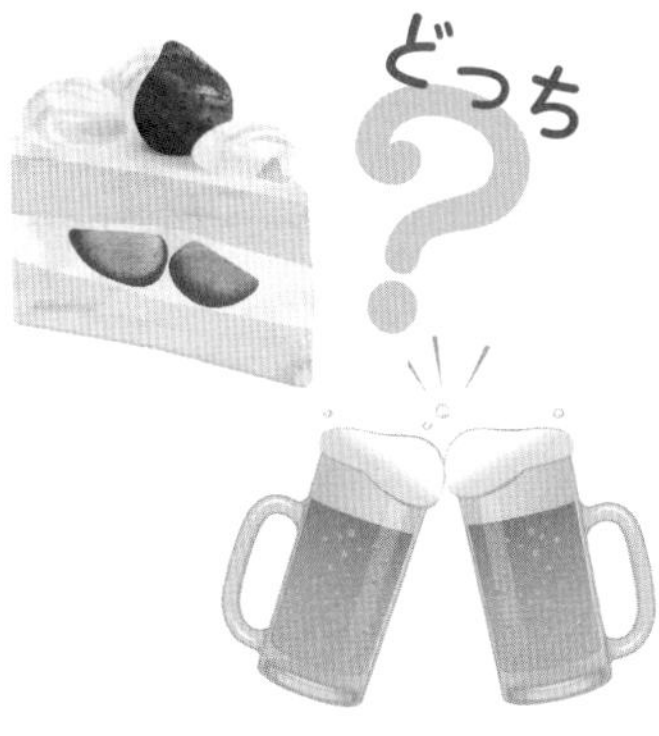
どっち

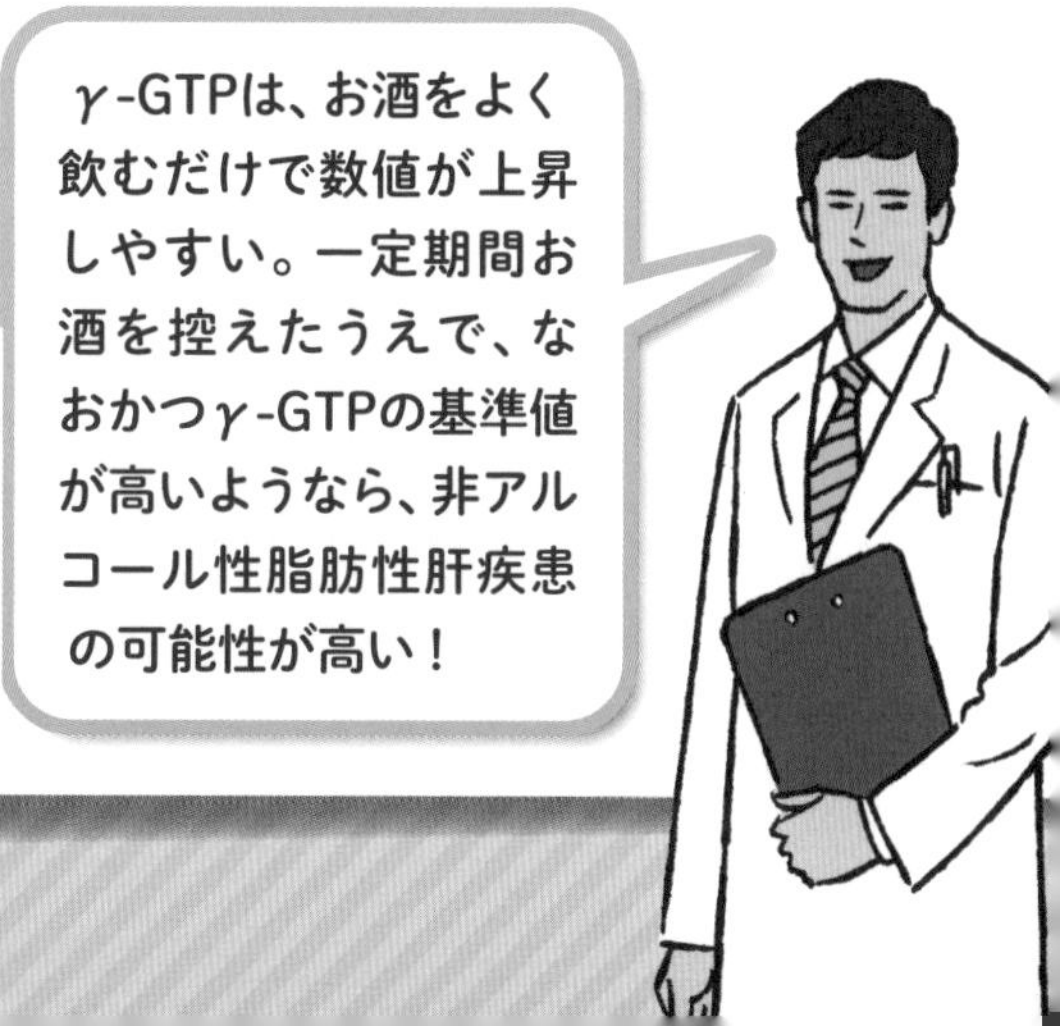
γ-GTPは、お酒をよく飲むだけで数値が上昇しやすい。一定期間お酒を控えたうえで、なおかつγ-GTPの基準値が高いようなら、非アルコール性脂肪性肝疾患の可能性が高い！

04

放置すると「肝炎」→「肝硬変」→「肝臓がん」に進むことも…

脂肪肝を常態化させないことが健康の秘訣

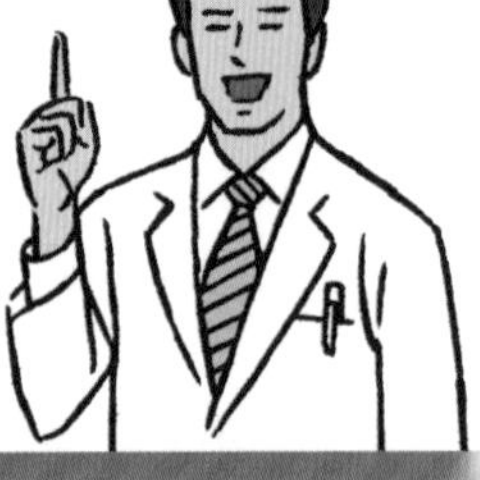

非アルコール性脂肪性肝疾患（NAFLD）には、症状が軽く改善しやすい単純性脂肪肝（NAFL）と重症タイプの非アルコール性脂肪肝炎（NASH）の2種類があります。NASHは放置すると肝硬変、肝細胞がんへと進行することが知られています。非アルコール性脂肪性肝疾患の人の1〜2割の人が、NASHに進行してしまいます。

従来、脂肪肝は肝臓に中性脂肪が蓄積するだけの病気と考えられていましたが、NASHへの進行のほか、**狭心症や心筋梗塞など心疾患の合併率が高く、生活習慣病の温床となる**ことがわかってきました。

私たちは、食事をするたびに脂肪肝になりかかり、お腹が空くたびに脂肪肝が解消することを繰り返しています。脂肪を溜め込んだ状態を常態化させないことが、健康の秘訣です。

ここで肝臓の状態の悪化を、左ページの写真で確認してみましょう。1番上が健康な人の肝臓で、肝細胞の間にポツポツと白く見えるものが中性脂肪です。2段目が、脂肪肝の肝臓と肝硬変になってしまった肝臓です。**肝硬変にまでなると肝臓全体が収縮し、健常に戻すことは難しくなります。**

写真で見る肝臓の異変

①健康な肝細胞

ところどころに白い中性脂肪が見えるが、これは必要に応じてブドウ糖に変換されてエネルギー源となる

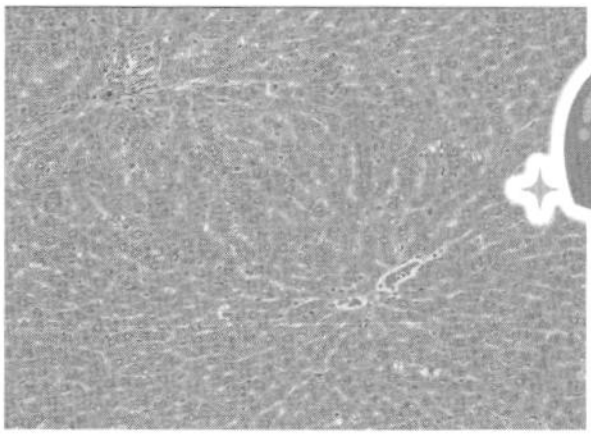

②脂肪肝

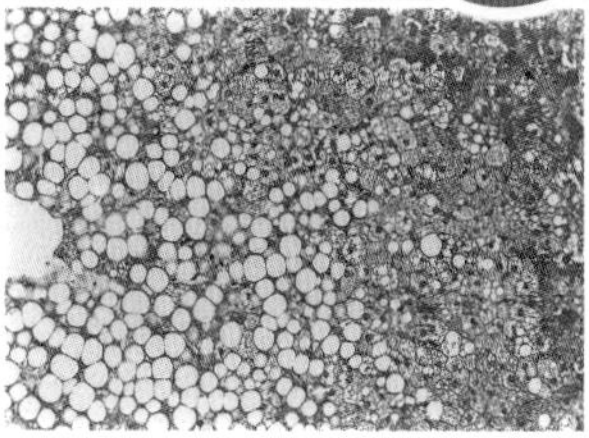

健康な肝臓に比べると、かなり脂肪滴（中性脂肪）が増えている。AST、ALTの値が上昇している

③肝硬変

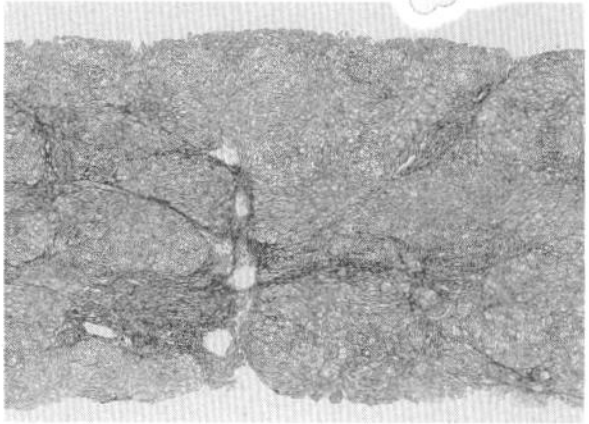

色が濃く変色しているのは、肝臓の組織に線維化が起こって硬くなった部分。肝臓全体も収縮している。健常に戻るのは困難

とても危険なNASHとは？

非アルコール性脂肪性肝疾患（NAFLD）

- 単純性脂肪肝（NAFL）
  症状が軽くて改善しやすい
- 非アルコール性脂肪肝炎（NASH）
  線維化が起こる
  ↓
  肝硬変
  ↓
  最悪、肝臓がんに

脂肪肝のうち、NASHになる人は10～20%

05 「アメちゃん」をやめたら即検査数値が好転したケースも！

血液検査は「沈黙の臓器」肝臓の代弁者

Aさん（70歳・女性）は、私の本を読んでクリニックに来てくれた患者さんです。初めて診察室に入ってきたときに、バッグから飴《あめ》を取り出して、私に1つくれました。そしてご本人もパクッ。

血液検査の結果、突出して悪い数値はないものの、ALT、AST、**アルブミン**などに改善の余地があり、ヘモグロビンA1c（HbA1c）が高いのも問題でした（左図参照）。

私が注目したのは、彼女のバッグの中の大量の飴でした。会った人にあげるとき、自分も食べるそうで、それが10粒以上になる日があるとか。飴の袋の成分表を見ると**95％が糖質**です。これでは**中性脂肪が増加し、脂肪肝になる**と危ぶまれます。

結局、彼女は飴を持ち歩く習慣をやめることに納得し、それから数値はゆっくりと改善し始め、4カ月後にはアルブミンも基準値に達しました。

この話には後日談があります。Aさんが次に来院したときに血液検査をすると、改善していた数値がわずかに悪化しています。彼女は申しわけなさそうに、「つい油断してアメちゃんを再開してしまったんです」と答えました。やはり健康には、**普段の習慣**が何より大切なのです。

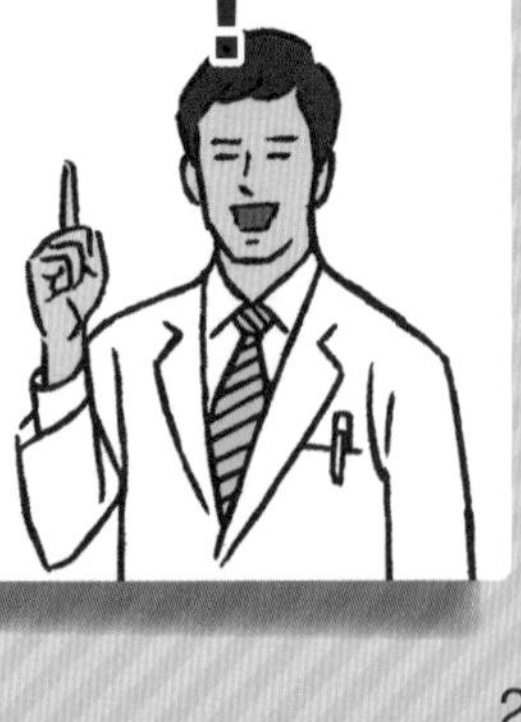

70歳・女性Aさんの血液検査値の変化

各目標値		10/3	11/7	12/12	1/16	2/13	3/13
AST	16(IU/ℓ)以下	**17**	13	15	14	11	16
ALT	16(IU/ℓ)以下	**19**	16	14	15	15	**17**
γ-GTP	0-80(IU/ℓ)以下	42	40	35	50	40	37
HbA1c	4.6-6.2(%)	**8.7**	8.6	8.5	8.3	8.4	8.5
血小板数	13万〜37万(μℓ《マイクロリットル》)(13〜37×10^4/μℓ)以下	17	14.9	14.8	16.9	14.9	14.7
グルコース	70-109(mg/dℓ)	**195**	215	136	209	202	172
アルブミン	4.5(g/dℓ)以上	**4.3**	4.3	4.4	4.4	4.5	**4.3**

（計測日）

ここから飴の習慣をやめた（11/7〜）

飴を再開（3/13〜）

●アルブミン＝肝臓でつくられるたんぱく質で栄養の状態を示す。高いほうが元気

●ヘモグロビンA1c＝ヘモグロビンが糖と結合している割合を示す数値。高くなると糖尿病の心配も！

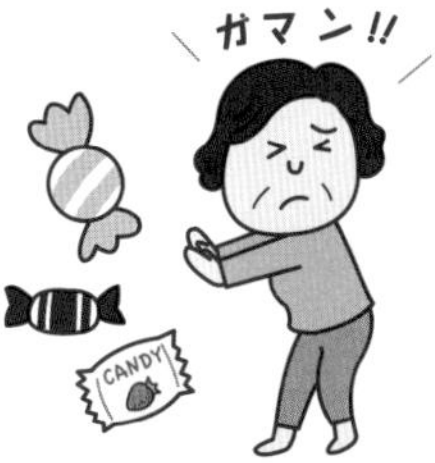

治療の目安となるヘモグロビンA1c値

	ヘモグロビンA1c(%)	状況
正常	4.3 〜 5.6	この値が目標
治療の目標	〜5.9	薬を減らすか、やめることができる
境界型	〜 6.4	薬によって糖尿病を防ぎ、5.9を目指す
合併症を予防	〜 6.9	6.5以上で糖尿病と診断される
危険	7.0〜	すぐに治療を開始する必要がある

血糖値は食事などで1日の間でもコロコロ変わる一過性のもの。ヘモグロビンA1c値は1.5カ月の平均値で、病気判定に役立つ。

06 男性の肥満は高リスク。ＢＭＩ25以上はほぼ１００％脂肪肝

高血圧や糖尿病の３倍も患者がいる！

肥満は、中性脂肪が多すぎるために起こります。

中性脂肪は大きく内臓脂肪と皮下脂肪に分けられ、一般的に男性は内臓脂肪が多く、女性は皮下脂肪が多くなる傾向があります。皮下脂肪は皮膚と筋肉の間に層を増やしていくので、女性はお尻や太ももなど、下半身が大きくなります。

一方、内臓脂肪は腸の間につき始め、さらに胃や肝臓の周辺にベットリと溜まっていきます。そのため男性はお腹がポッコリ出たリンゴ型肥満になりやすいのですが、**内臓脂肪が肝臓の細胞の中にさらに溜まるため、肝機能に直接、悪影響を与える**のです。

男性で肥満の人は、ほぼ１００％脂肪肝と考えていいでしょう。

内臓脂肪の有無はＣＴでの測定が正確ですが、肝酵素ＡＬＴが16以下であれば肝臓に脂肪は沈着していません。

理想体重はＢＭＩから算出されることが一般的ですが、筋肉量が多いと正確とはいえません。私は、肝酵素ＡＬＴが16の時点での体重が、その人の理想体重としています。無駄な脂肪が肝臓にも内臓にも沈着していないからです。

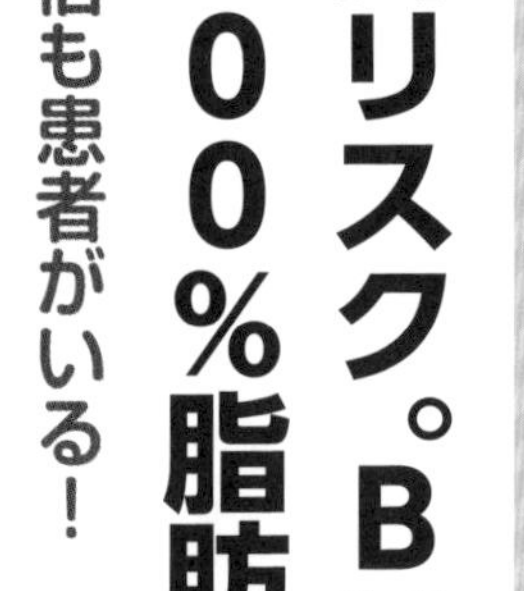

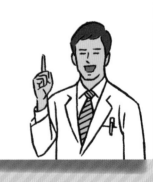

BMI値の出し方

BMI ＝ 体重（kg） ÷ 身長（m） ÷ 身長（m）

BMI	評　価	糖尿病の危険性
16未満	やせすぎ	
16～18.5未満	やせぎみ	
18.5～25未満	ふつう（標準）	
25～30未満	肥満度1	
30～35未満	肥満度2	
35～40未満	肥満度3	
40以上	肥満度4	

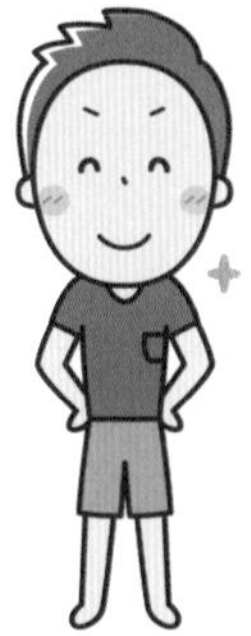

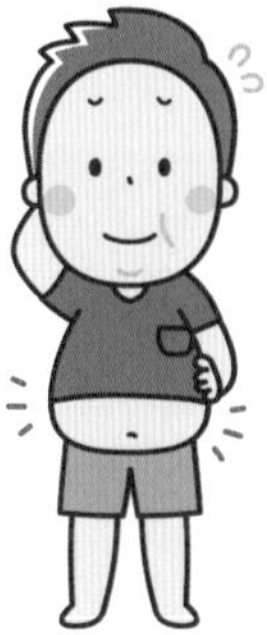

BMI値とは、体重と身長から算出される、肥満度を表す体格指数のこと。たとえば体重80kgで身長175cmの人なら、BMIは、80÷1.75÷1.75＝26.12となり、肥満度1となる。

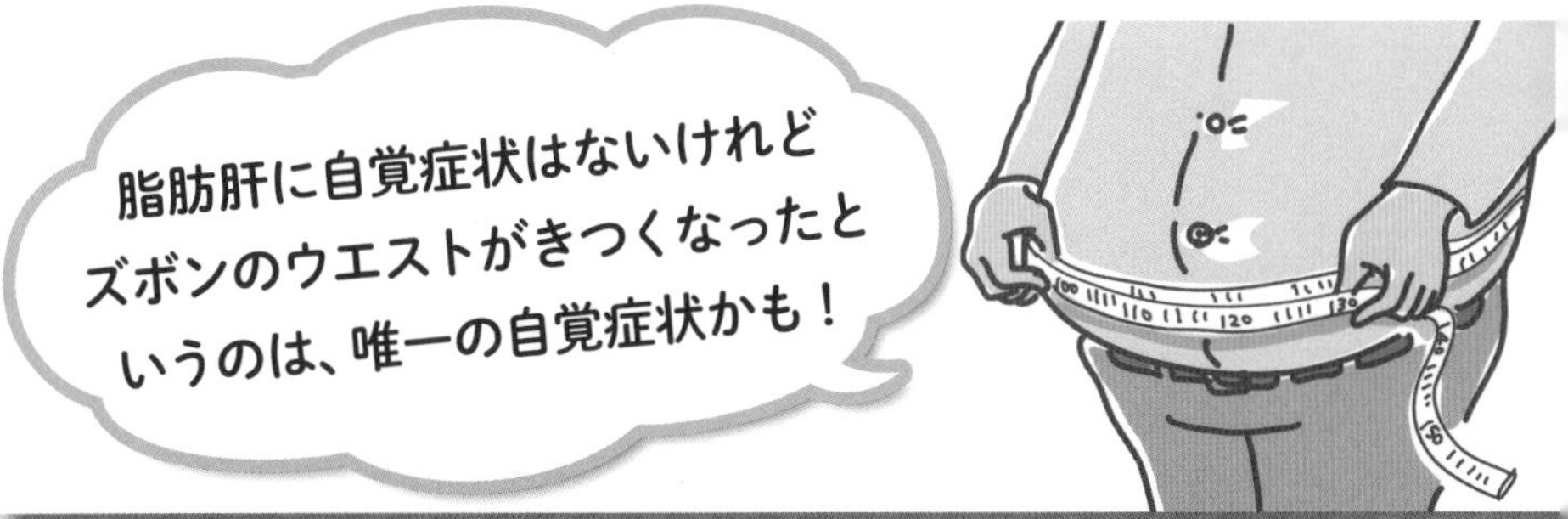
脂肪肝に自覚症状はないけれどズボンのウエストがきつくなったというのは、唯一の自覚症状かも！

07

女性は50代からが危ない。バリバリ健康だった人も激変

女性ホルモンの減少が脂肪肝に影響していた！

女性は50歳を超えると脂肪肝になる危険性が高くなります。左のグラフは非アルコール性脂肪性肝疾患にかかる頻度ですが、**男性は40～49歳**にピークがあり、**女性は60～69歳**がピークになっています。

こうした違いが出る原因は**エストロゲン**と呼ばれる女性ホルモンにあります。これが盛んに分泌されている20～40代は脂肪肝になりづらいのです。

しかし閉経によって女性ホルモンの分泌がなくなると脂肪肝のリスクは急に高まります。脂肪のつき方が皮下脂肪型から内臓脂肪型へシフトし、「第三の脂肪」と呼ばれる**異《い》所《しょ》性《せい》脂肪**（32ページ参照）も増えます。左下のエストロゲン分泌量の変化図と照らし合わせると理解しやすいでしょう。

危険が高まるのは、脂肪肝に限りません。エストロゲン減少の影響を受けて、40代までは少なかった高血圧や糖尿病も、50歳以降に急に多くなる傾向があります。若いころ健康に自信満々だった人が、急に病気になることは珍しくありません。

しかも、あとで紹介するように、**50代の女性は日々の食事から糖質をたくさんとっています**。脂肪肝になる条件がそろっているのです。

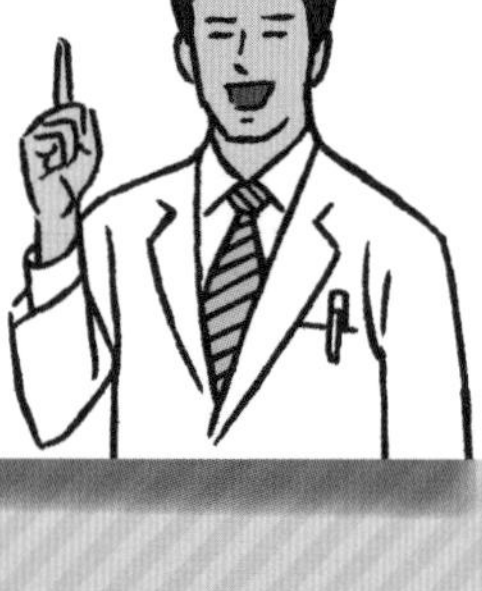

非アルコール性脂肪性肝疾患の患者数の年代別割合

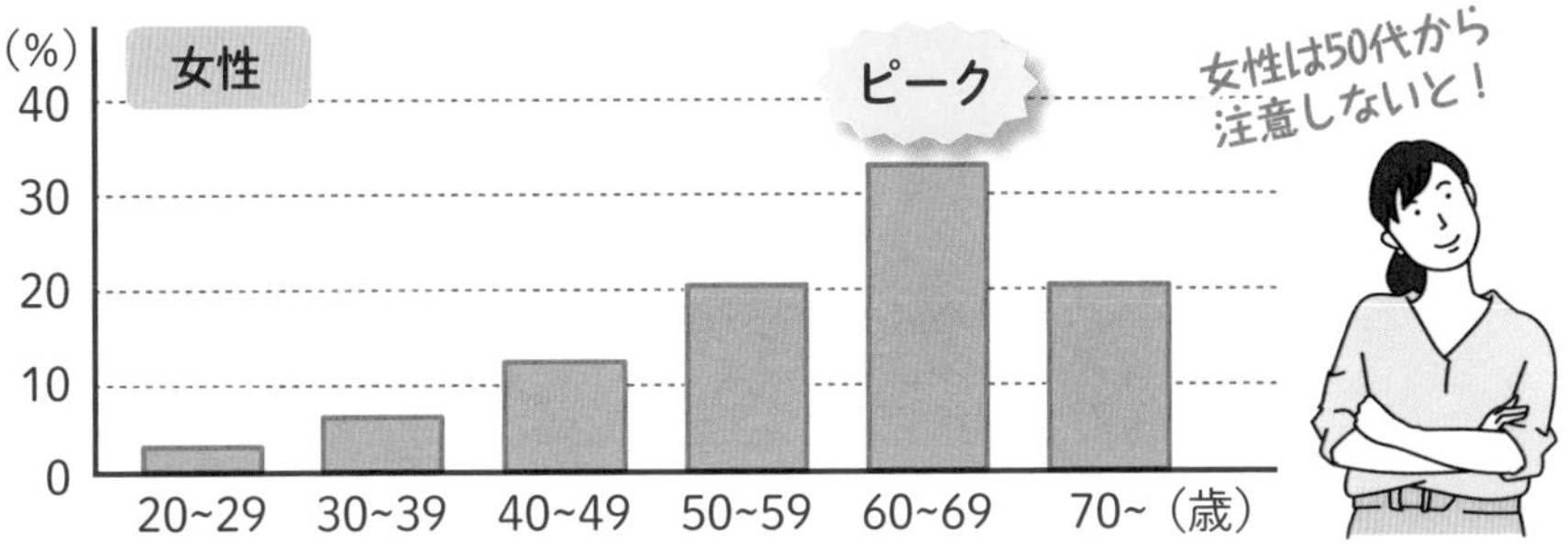

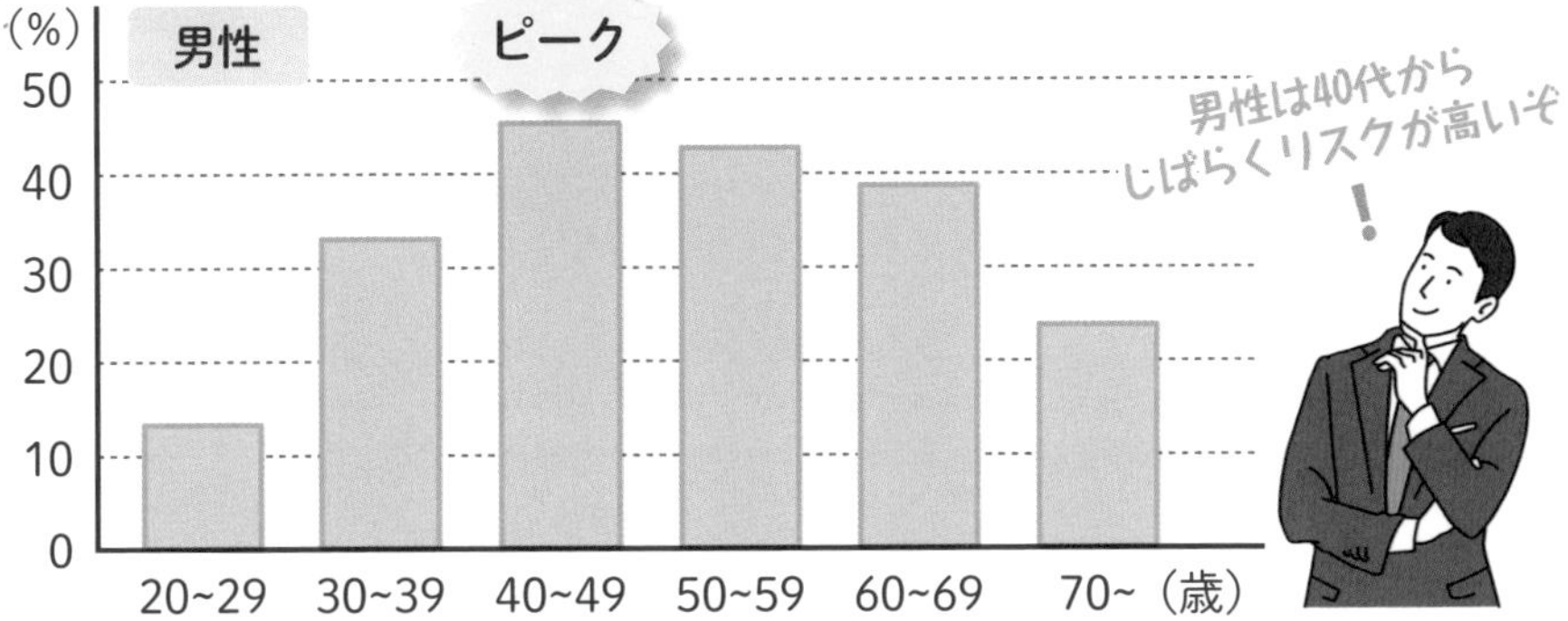

出典：日本肝臓学会「NASH・NAFLDの診療ガイド2015」（文光堂）

エストロゲン（女性ホルモン）の分泌量の変化

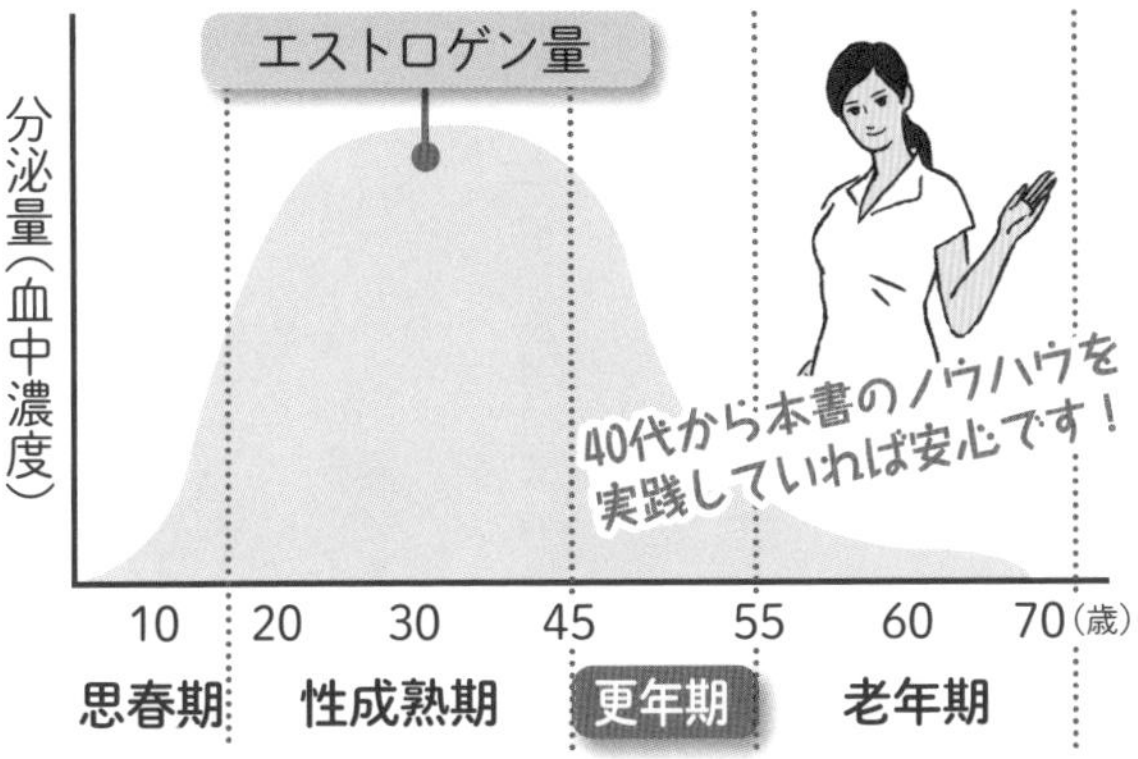

女性は45歳以降に注意。エストロゲンの分泌量が減少し、脂肪のつき方も、皮下脂肪中心の状態から、内臓脂肪や第三の脂肪と呼ばれる異所性脂肪へとシフトしていく傾向がある。

08 数値が改善しないなら脂質異常症かも!?

2つか3つの方法を実践すればいい!

本書の方法を1つ試しても脂肪肝がなかなか改善しない場合、「脂質異常症」（以前は高脂血症と呼ばれた）になっている可能性があります。

脂質異常症には、中性脂肪が多い**「高中性脂肪血症」**と、コレステロールに問題がある**「高コレステロール血症（高LDL《エルディーエル》コレステロール血症）」「低HDL《エッチディーエル》コレステロール血症」**の3つがあります。

高中性脂肪血症は、血液中の中性脂肪が150㎎/dℓ以上に高くなる病気です。

高中性脂肪血症と診断されたら、まず間違いなく脂肪肝になっています。というのも、**高中性脂肪血症になった原因が、そもそも脂肪肝の段階での発見と治療が遅れたため**と考えられるからです。

高中性脂肪血症を改善する方法は脂肪肝とほぼ同じで、本書の第3章から簡単にできる方法を詳しく紹介していきますので試してください。

ただ、**軽い脂肪肝であれば、どれか1つを1週間でも実践すればグッとよくなるのに対し、高中性脂肪血症の場合は、頑固な脂肪肝と同様、2つか3つを少なくとも1カ月は実践することが必要**です。早い段階から試していくことほど、健康のためによいことはありません。

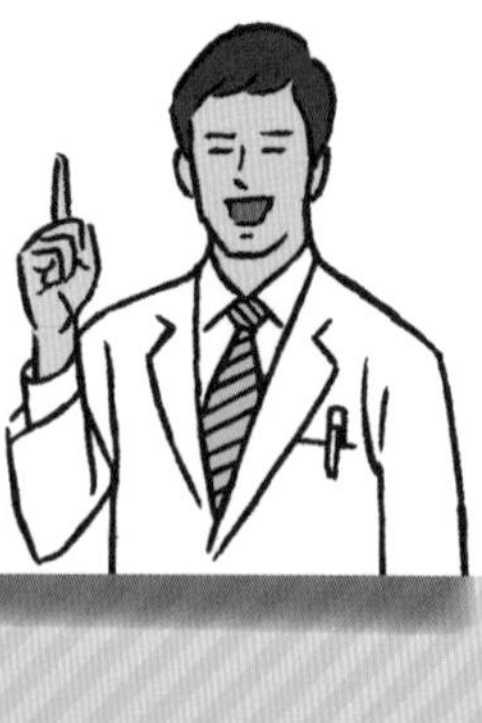

高中性脂肪血症とは？

●血液中の中性脂肪（トリグリセライド・TG）が150mg/dl

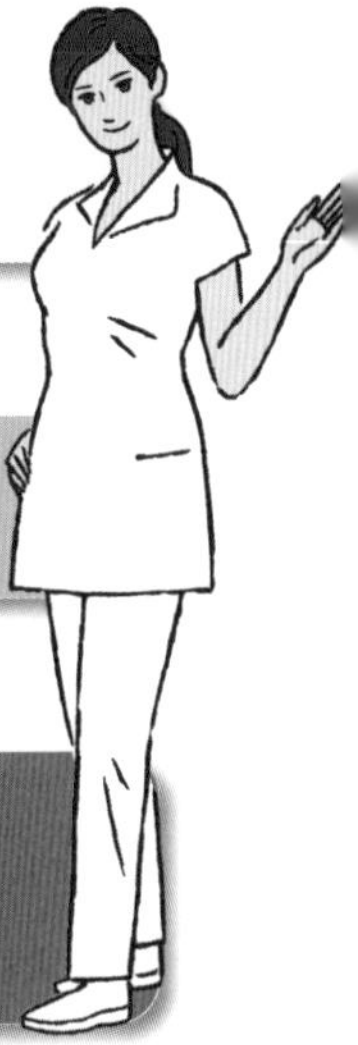

血液中に中性脂肪が増える

↓

血液がベタベタしてきて、血流が悪くなる

↓

血管の老化。
毛細血管の詰まりなどの症状が出る

対策は、この中から2つ～3つを1カ月以上

- □ 糖質ちょいオフ・ダイエット →第３章参照
- □ 高カカオチョコレートを食べる →第４章参照
- □ フルーツを控える →P.68参照
- □ よく嚙む →P.92参照
- □ 野菜や肉中心の食事 →P.50参照
- □ スロースクワットをする →P.104参照

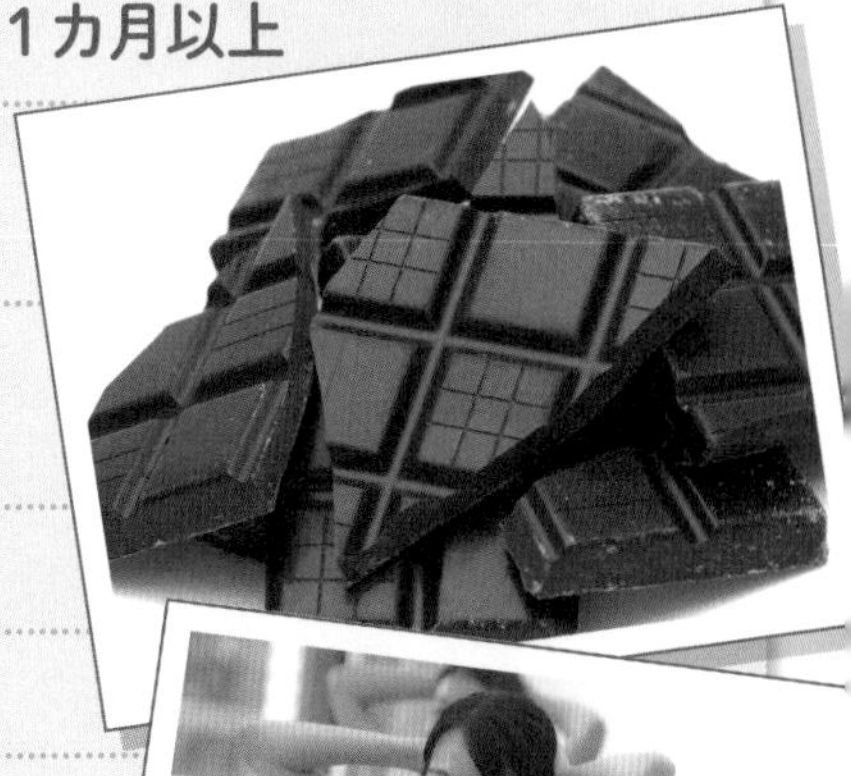

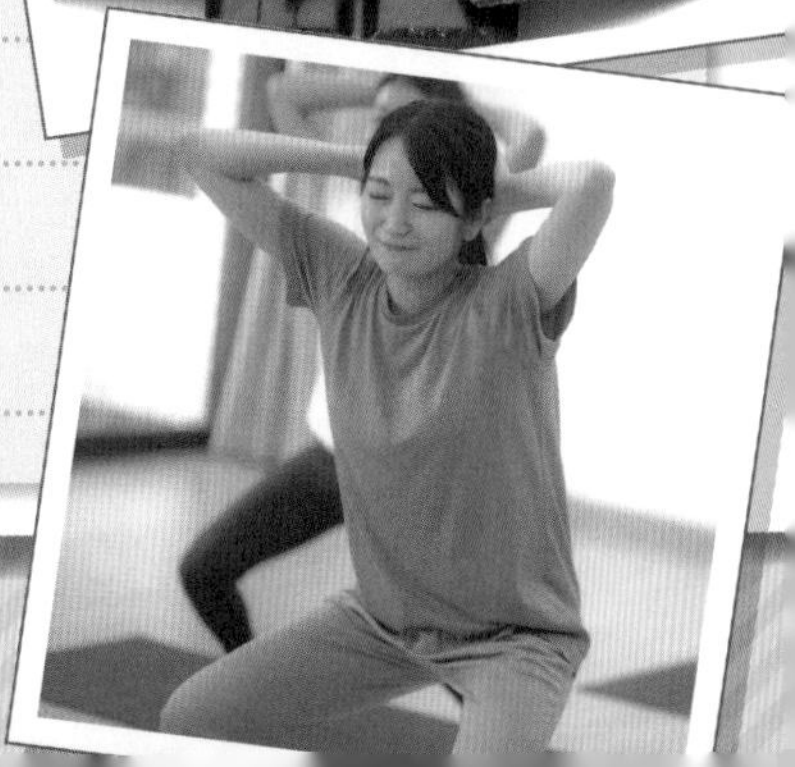

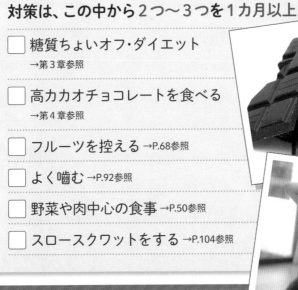

09 同じコレステロールでも大違い！ 善玉HDLを増やそう

LDLコレステロールは動脈硬化の原因に！

「高中性脂肪血症」以外の脂質異常症には、**LDLコレステロールが140mg／dℓ以上の「高LDLコレステロール血症」**と、もう1つ、**HDLコレステロールが40mg／dℓ未満の「低HDLコレステロール血症」**があります。コレステロールは脂肪の一種で、全身の細胞膜の成分となり、栄養素の吸収にも関わります。血液に乗って全身に運ばれるためには、たんぱく質と結びつく必要があり、そのたんぱく質の種類がLDLとHDLです。

LDLは、肝臓からコレステロールを全身の細胞に運びますが、体内にコレステロールが多くなりすぎると、血液中に置き去りにします。すると動脈硬化などの原因となるので、**「悪玉」**と呼ばれます。

一方、**HDL**は、血液中のコレステロールを回収して肝臓に戻す役割を担っており、**「善玉」**と呼ばれます。健康に与える影響は、善玉の値が高いほうがよく、悪玉の値が低いほうがいいわけです。

HDLの値が高ければ、LDLが多少高くても問題はありません。中性脂肪が増えすぎるとLDLも増え、HDLが減りやすくダイエットも必要になりますが、難しいことではありません。

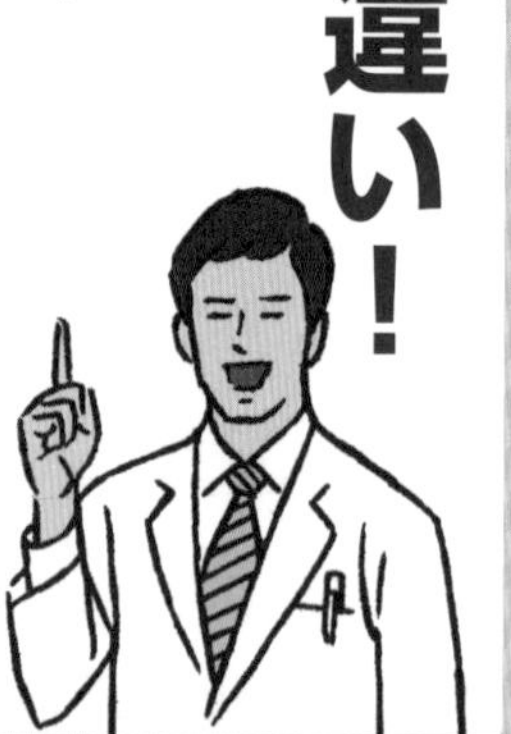

脂質異常症の基準値

高LDLコレステロール血症	LDLコレステロールが140mg/dℓ以上
低HDLコレステロール血症	HDLコレステロールが40mg/dℓ未満
高中性脂肪血症	トリグリセライド(TG)が150mg/dℓ以上

血液中のトリグリセライドで高中性脂肪血症を判定する。高コレステロール血症は、LDLコレステロール値で判断するが、糖尿病など、ほかのリスク要因がなければ、コレステロールは多少高くても問題はない。

悪玉と善玉、コレステロールの違い

悪玉・LDLコレステロール

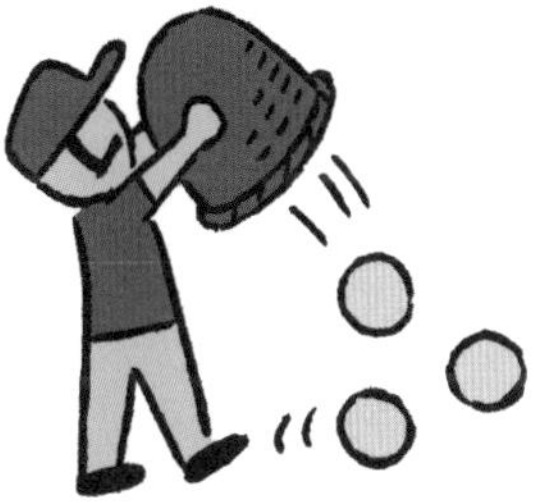

- 肝臓からコレステロールを全身の各臓器に運ぶ→細胞膜の成分などに使われる
- ただし、コレステロールの量が多くて各臓器で使いきれないと、血液中に放出してしまい、これが血管を傷め、動脈硬化などの原因に

善玉・HDLコレステロール

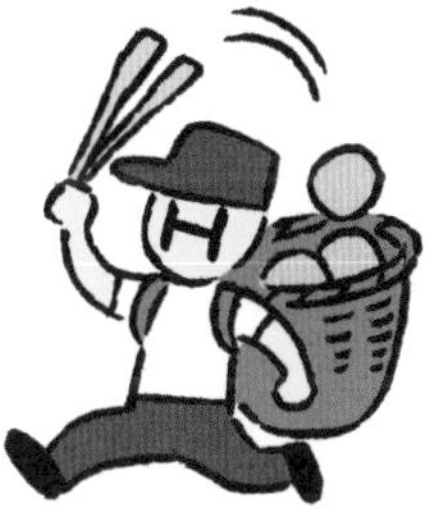

- 血液中に放出されたコレステロールを肝臓へ戻すから、血管はすこやか！
- LDLが基準値よりいくぶん多くても、HDLも多ければOK！

10 内臓脂肪の量は、肥満度より ウエストサイズに表れる

運動好きも「脂肪肝」を免れない!?

ＷＨＯ（世界保健機関）が２０１６年に行なった調査では、**日本人の平均的なＢＭＩは、男性約24、女性約22**。ＢＭＩの評価基準では「ふつう」ですが、世界的には超優秀です。なぜなら世界の4分の3の国々は、国民の平均ＢＭＩが25以上だからです。平均ＢＭＩがトップのトンガ王国にいたっては、男性約31、女性約34というすさまじい数値になっています。

よって「日本人は肥満が少ない」と安心したくなりますが、反対に不安を感じる数字もあります。それがメタボリックシンドロームの数値です。

厚生労働省は**「50代男性の50％以上、60代男性の60％以上が、メタボリックシンドローム、またはその予備軍」**であると発表しています。

その定義はウエストサイズを必須項目として、脂質異常や高血糖、高血圧のうち、２つ以上を合併した状態をさします。ウエストサイズは、男性85㎝以上、女性90㎝以上が判定値です。

日本人には皮下脂肪がつきにくいという民族的な特徴があると思われ、皮下脂肪がつきにくいということは、内臓脂肪がつきやすく、つまり脂肪肝になりやすいのです。

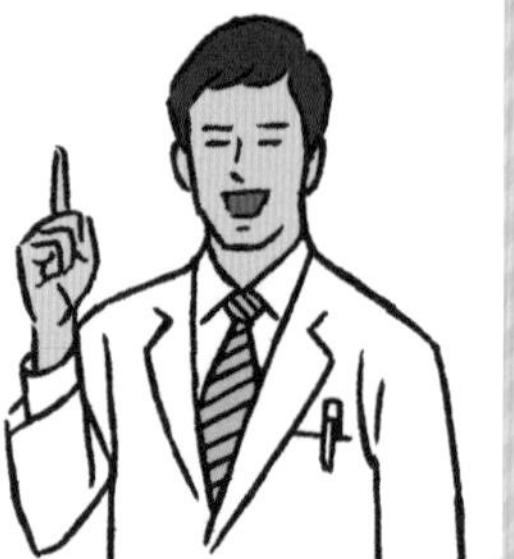

メタボリックシンドロームの定義

A
ウエスト周囲径
男性 85cm以上
女性 90cm以上
※内臓脂肪面積
100cm²以上相当

＋

B 高脂血
高トリグリセライド血症：トリグリセライド（中性脂肪） 150mg/dl以上
かつ／または
低HDLコレステロール血症：HDLコレステロール 40mg/dl未満

C 高血圧
収縮期血圧 130mmHg以上
かつ／または
拡張期血圧 85mmHg以上

D 高血糖
空腹時血糖 110mg/dl以上

Aのほかに B・C・D のどれか２つ以上が当てはまれば、メタボとなる

メタボリックシンドロームの割合

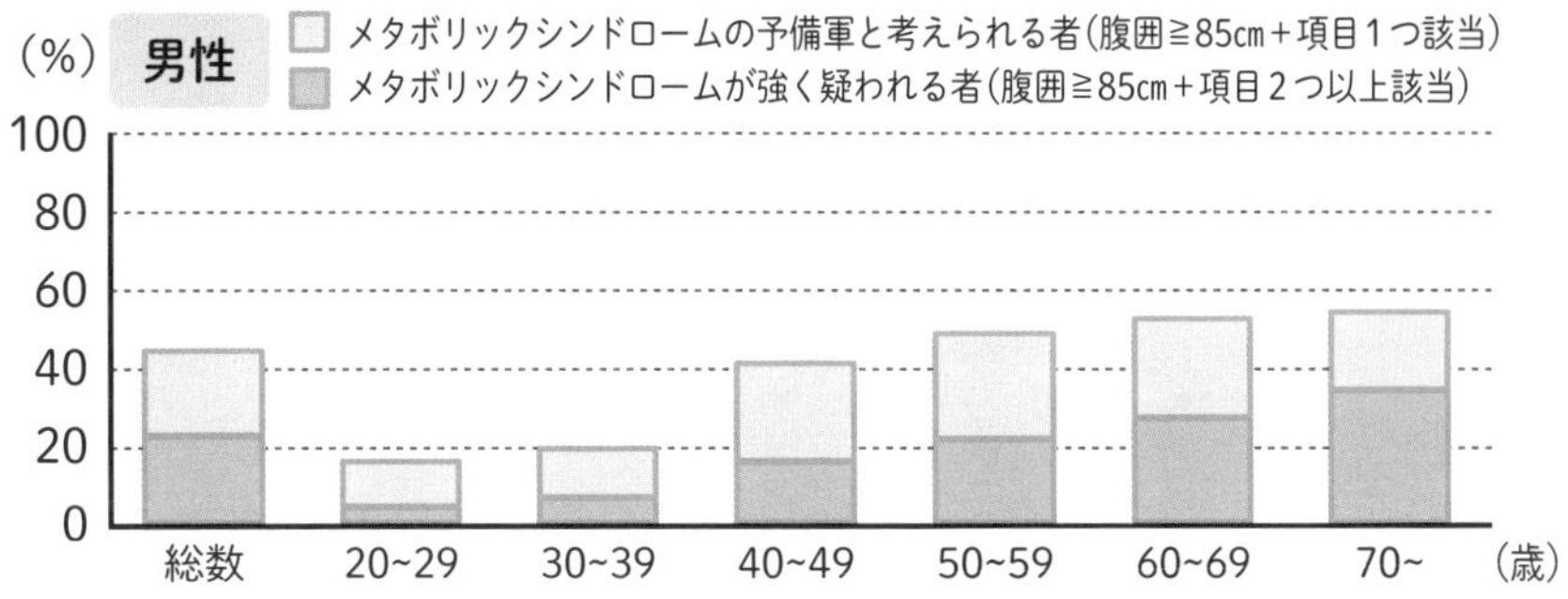

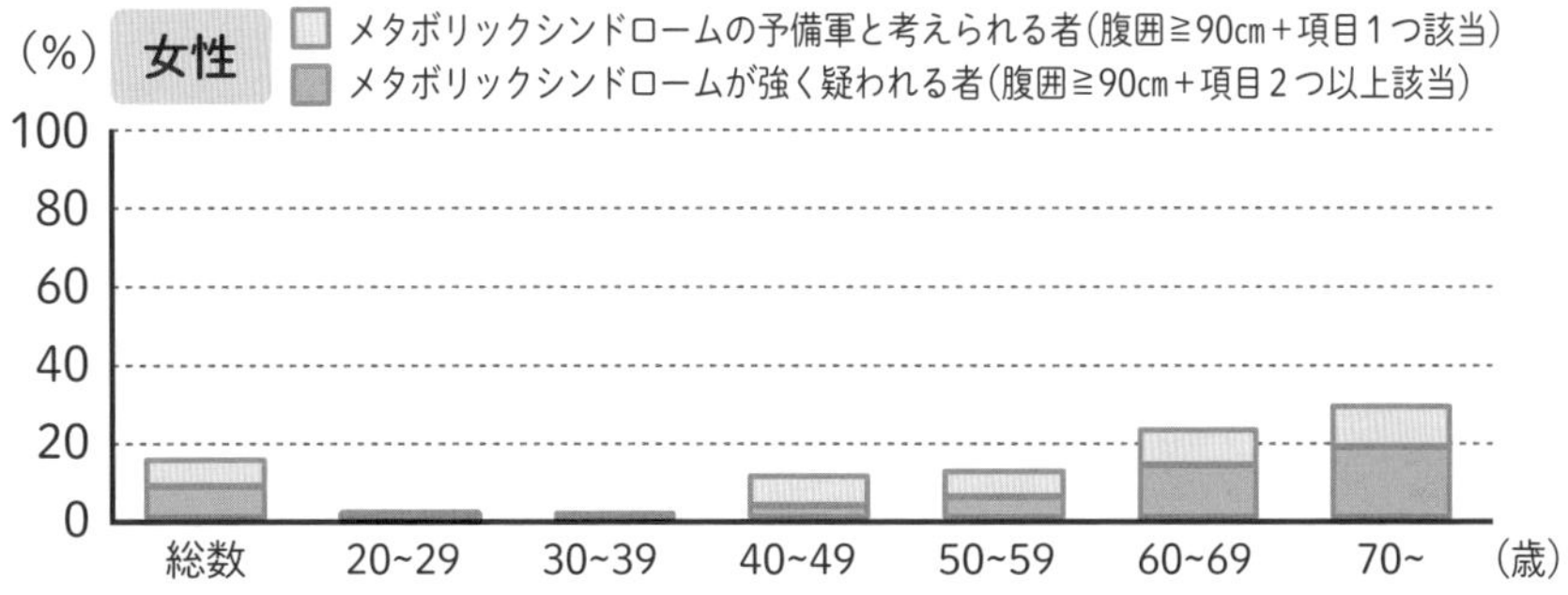

上下・厚生労働省資料

**50代男性の50％、60代男性の60％以上が、
メタボリックシンドローム、またはその予備軍。**

11 ハードな運動をしてもダメ!? 筋肉につく悪魔に注意

日本人は、肥満が少ないのにメタボが多い原因とは?

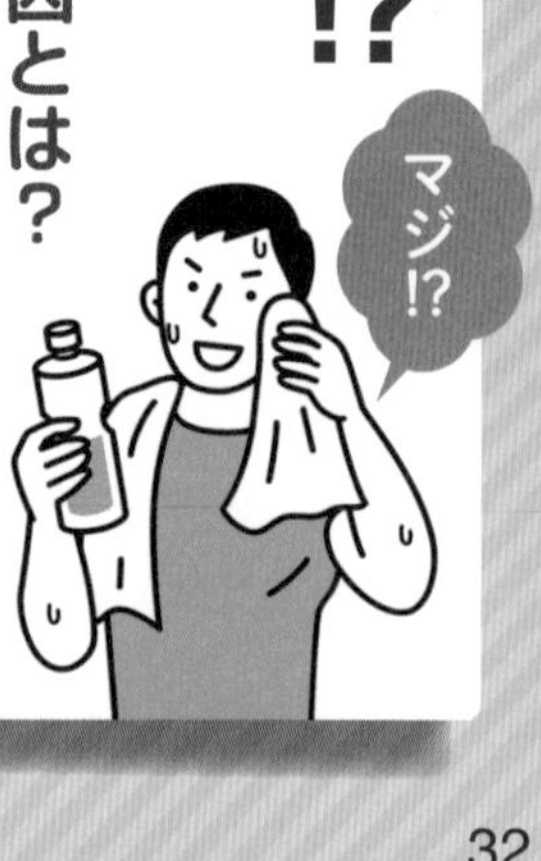

中性脂肪は、大きく**内臓脂肪**と**皮下脂肪**に分けられ、**内臓脂肪は腸間模や内臓**のまわりにつき、**皮下脂肪は皮膚のすぐ下に溜まり**ます。

そしてそれ以外の場所につく中性脂肪は「異所性脂肪」と呼ばれ、つきやすい場所の代表が肝臓です。が、私は肝臓以外にも、中性脂肪がつきやすい部分を発見しました。**それは「筋肉」です。**

そして中性脂肪がついて**まるで霜降り肉のように脂肪まみれになっている**筋肉を、**「脂肪筋」**と名づけました。

肝脂肪よりもさらに発見が難しく、手でさわってもわかりません。さわってわかるのは、皮下脂肪だけです。

自覚症状もないので、「私は大丈夫！　運動をして引き締まっているから」と自信満々の人も油断はできません。**脂肪筋は、スリムな若者やマラソンのランナーなどの太ももにも見つかる**からです。

私は、**脂肪肝の治療をしても血液検査の数値がなかなか改善しない場合は、脂質異常症と同時に、この脂肪筋を疑う**ようにしています。筋肉の中に溜まった脂肪は落ちにくいのですが、**これを落とす最高の運動**は第6章で紹介します。

第2章

生活習慣病は「脂肪肝から」が9割

高血圧、糖尿病、心筋梗塞、痛風、認知症も

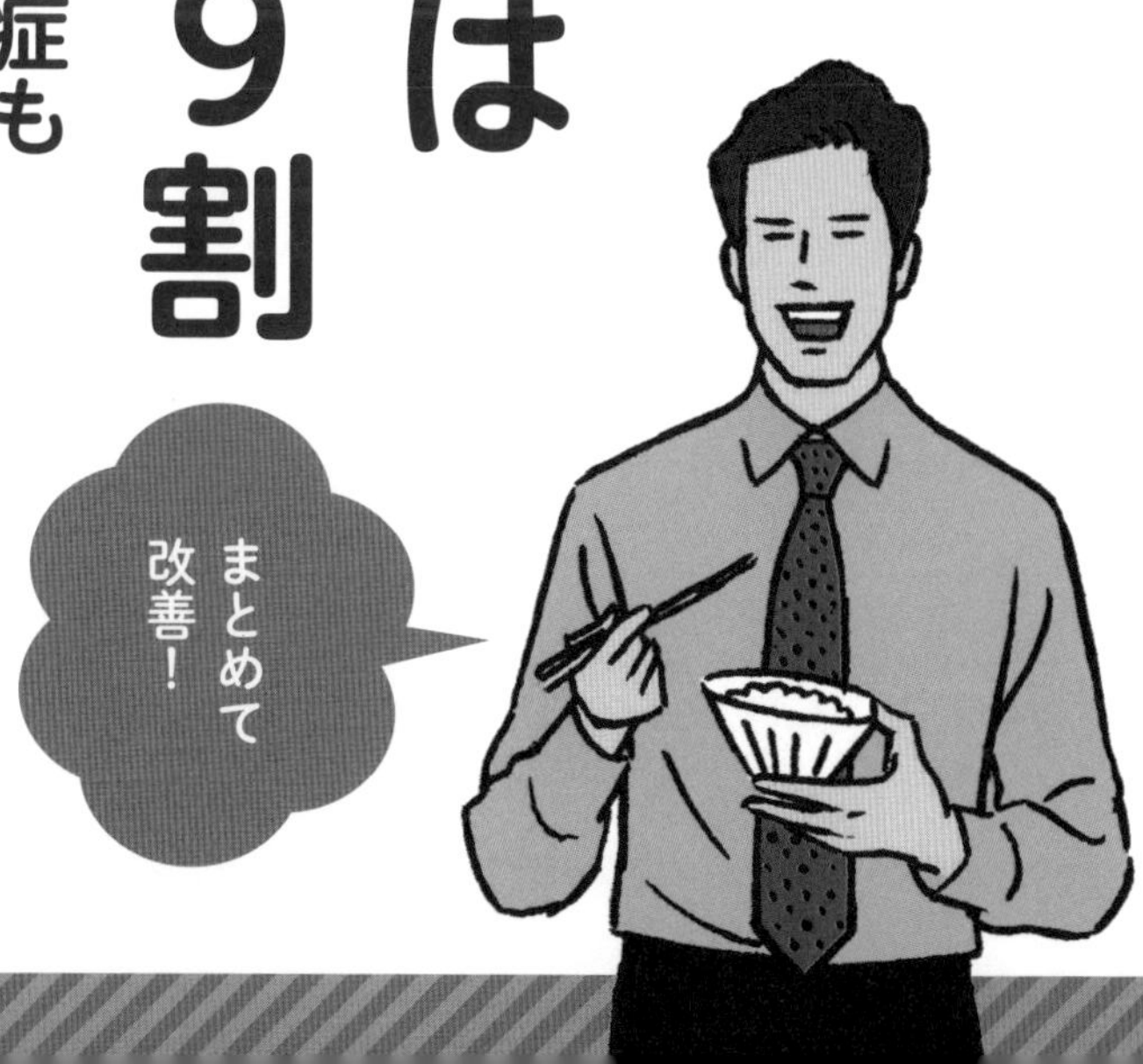

12 どの生活習慣病にも、見事に共通する5つのこと

血圧と血糖値の「わずかな変化」をとらえよう！

脂肪肝が怖いのは、**放置すると、高血圧、糖尿病、腎臓病、心筋梗塞、脳梗塞、痛風、認知症、歯周病といった生活習慣病の始まりになる**からです。生活習慣病にはさまざまな種類がありますが、どれにも当てはまる共通の特徴が5つあります。

① 血液の状態が悪くなり、そのために血管が傷《いた》み、老化する

② 当初は自覚症状がほとんどない

③ 長い年月をかけて進行する

④ 進行すると生活の質が著《いちじる》しく悪化し、命に関わることもある

⑤ 早めに治療すれば、スッキリ治る

生活習慣病の早期発見、早期治療をするには、病気の兆候をつかむことが大切ですが、自覚症状が少ないので、**兆候は血液検査で発見することになります**。ポイントになるのは、血圧と血糖値で、この2つは常にチェックしましょう。たとえ基準値内でも、前回より数値が悪化することが続いていたら、要注意。3～4年分を見直してみるといいでしょう。

ただ、わずかな変化に一喜一憂するのも体にはストレスです。バランスよく考えてください。

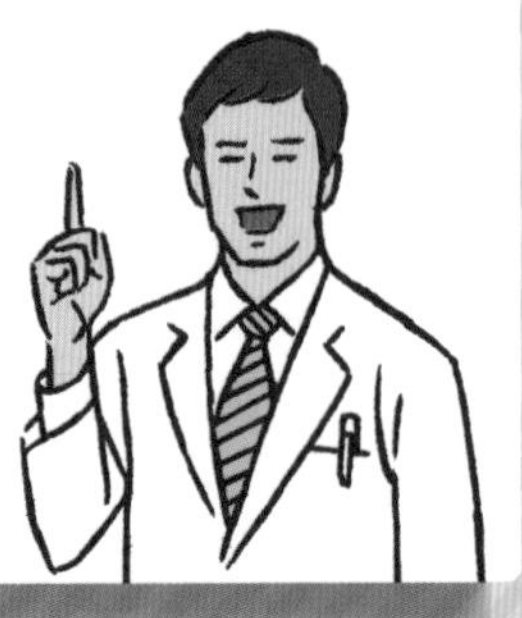

気づいたら即実践！で運命は変わる！

偏った食事、運動不足、ストレス、薬の多用常用といった
生活習慣の悪化によって血液がドロドロ状態になる

↓

1 血圧、血糖に異変。血管の状態が悪くなり、
そのために血管が痛み、老化が起こる

↓

2 けれども自覚症状がない

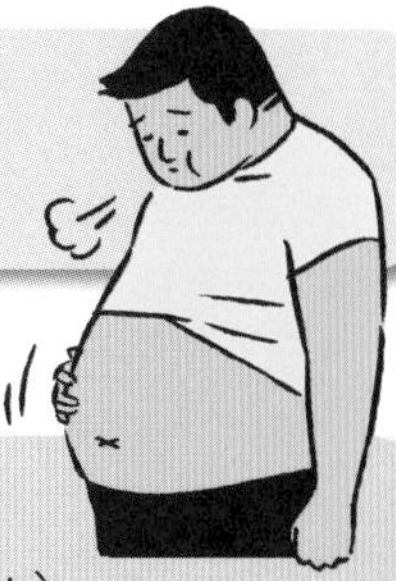

↓

3 じわじわと進行する脂肪肝に
（生活習慣病のファーストシグナル）

10年～20年が経過

↓

4 生活の質が悪化し、
命に関わることも

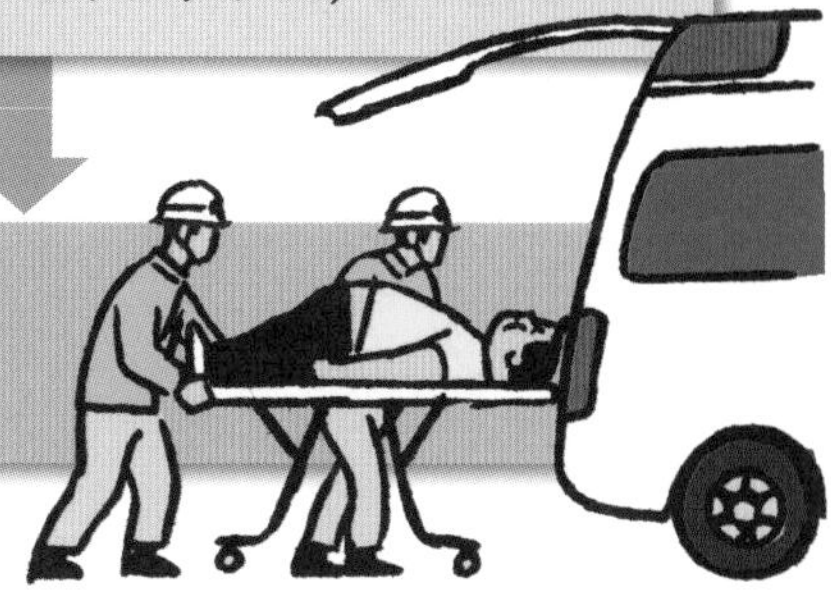

理想の目指すルート＝本書のメソッドを実践！

→

5 早めに治療すれば、
スッキリと治る！

13

生活習慣病は「血管病」だった。では血管の老化はなぜ起こる？

脂肪肝は、生活習慣病のファーストシグナル

生活習慣病の多くは血管病といえます。どの生活習慣病も血圧や血糖値の悪化から始まり、その悪化の**「危険シグナル」として発信されるのが脂肪肝**です。脂肪肝は、糖質の多い食事、運動不足、早食いといった悪習慣によって始まることから生活習慣病の前ぶれになるわけです。

世の中には「血圧が高くなって、はじめて血管病というものを意識しました」という人が多いようです。健康診断の結果でも真っ先に目がいくのは**血圧の数値**でしょう。厚生労働省の調査でも、高血圧の治療を受けている人は1000万人ほどいます。**血圧が上がる直接の原因は、血管の老化**なのです。加齢とともに血管はガチガチと硬くなり、心臓が拍動するたびにはち切れそうにパンパンに張り、血管壁に高圧がかかります。これが高血圧のメカニズムです。

コレステロールや中性脂肪が血管の壁にこびりつくと血管はいっそうこわばり、動脈硬化になってしまいます。それが脳出血、脳梗塞などの原因となりますから、やはり脳梗塞などの生活習慣病も血管病の一種と考えるべきです。血圧と血糖値を見ながら、脂肪肝に注意して予防しましょう。

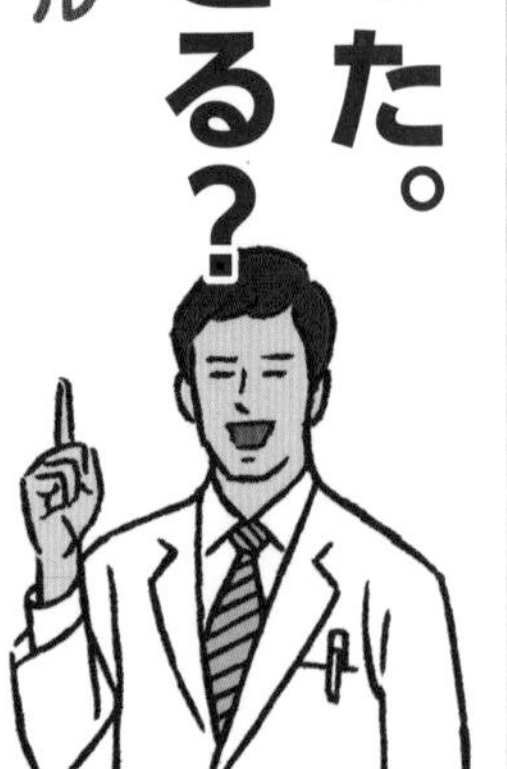

高血圧患者数の推移

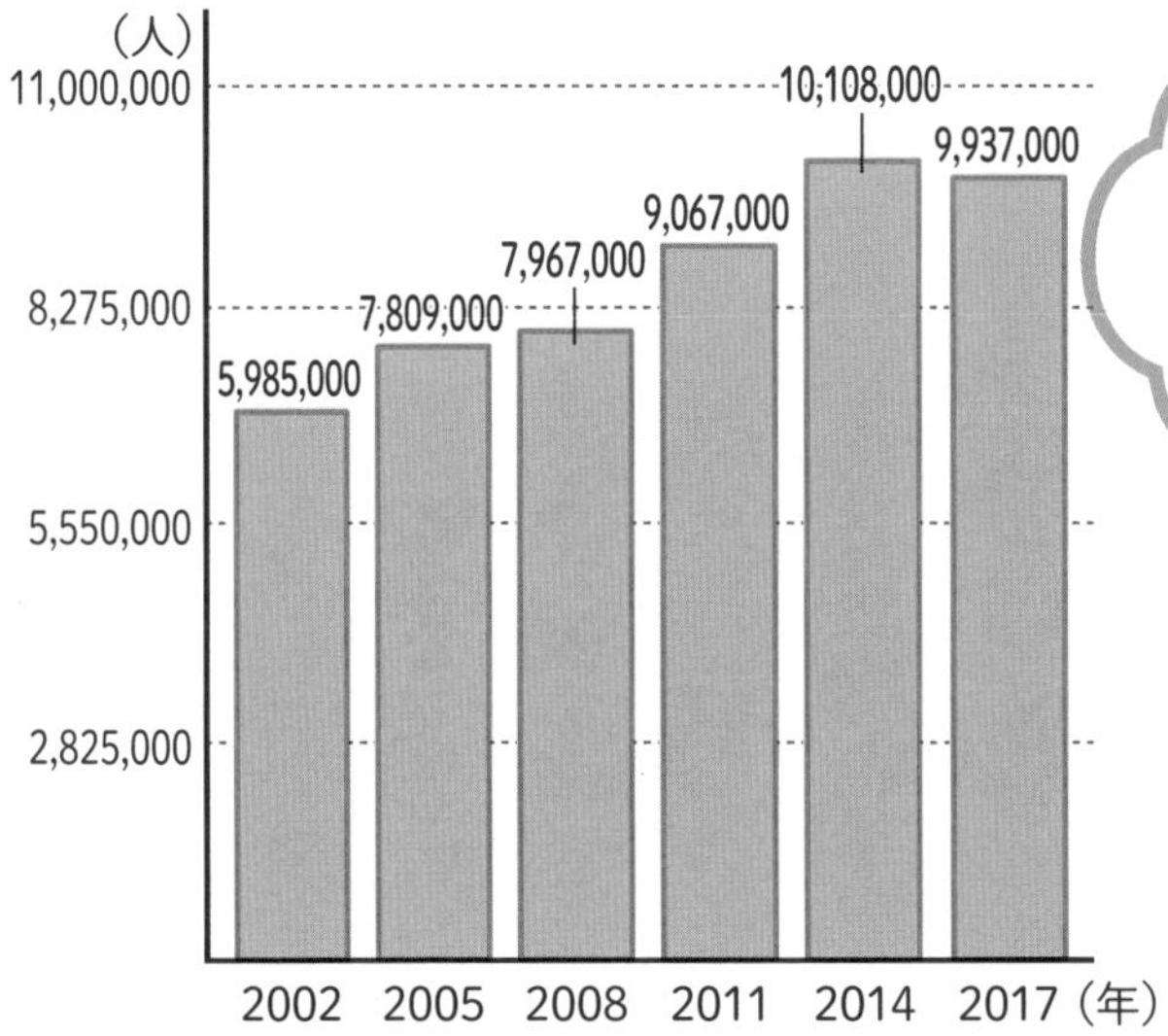

2019年から基準値が変更に。血圧が上130を超えたら高値血圧と分類されて治療が必要になった！

参考資料：厚生労働省の「平成29年患者調査の概況」より（2020年はコロナ禍で調査データなし）

血管病の種類

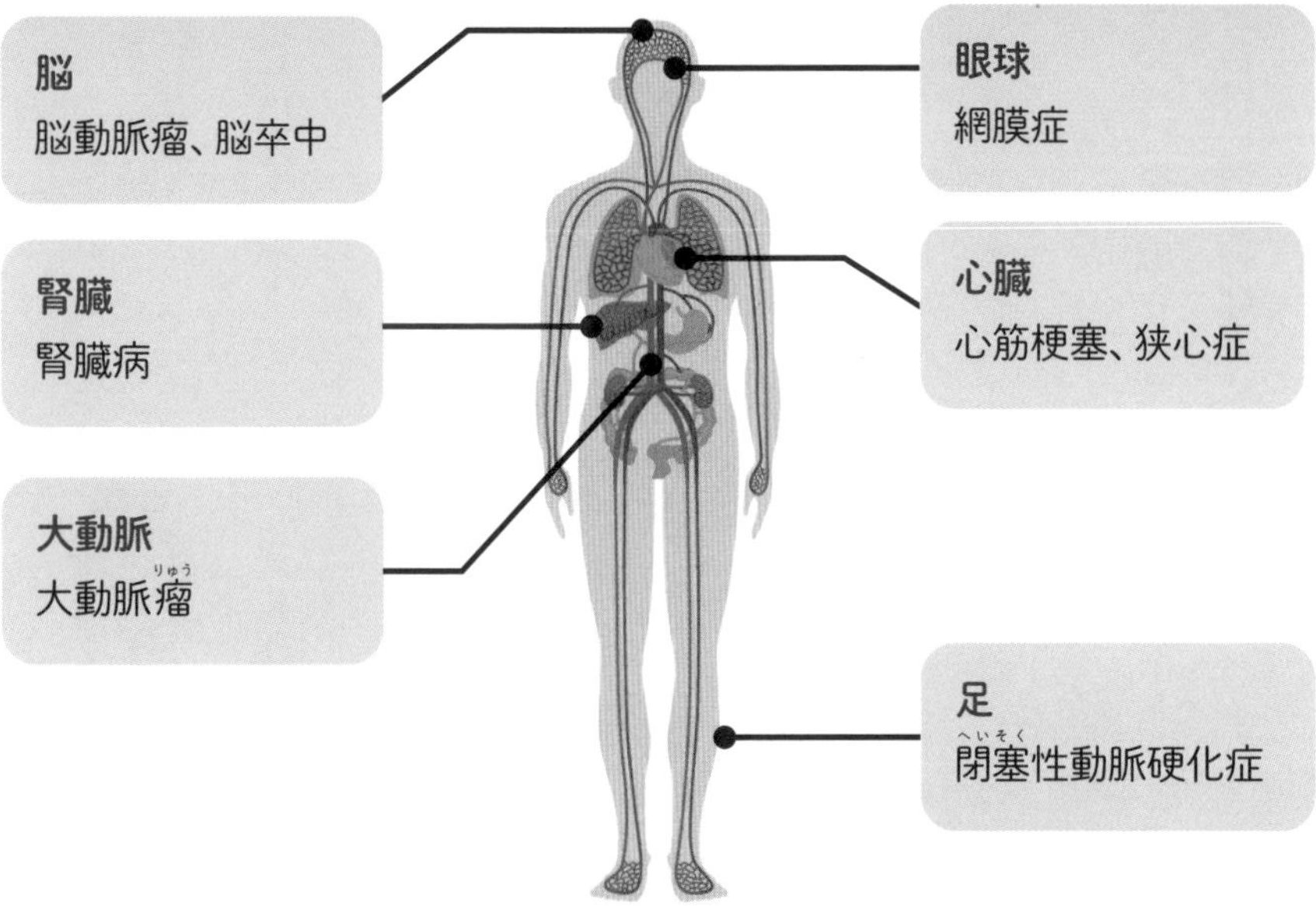

14 認知症も血管の病気。だから自己管理で防げる

脳の血流悪化で、神経細胞が壊れてしまう!

私はいつも、生活習慣病の一つとして「認知症」をあげていますが、これに違和感を覚える方もいるでしょう。「認知症も生活習慣病なの?」と。

はい。**認知症は生活習慣病です**。最近の研究でも、**アルツハイマー型認知症は、脳の血流が悪くなることで神経細胞が壊れる生活習慣病**と位置づけられています。

脳を健康に保つためには、栄養と酸素をたっぷりと含んだフレッシュな血液が必要です。しかし、脳は体の一番上部にあるので、血液がサラサラで血管がポンプのように柔らかくないと、重力に逆らって心臓から大量の血液を届けることは困難です。血液がドロドロになり、血管がガチガチになると、**脳に供給される血液が不足し、情報を伝える神経細胞の働きが次第に悪くなり、認知症が始まります**。

だから、認知症も血管病であり、生活習慣病なのです。認知症は、軽度の方も含めると全国に1000万人以上の患者がいます。厚生労働省は対策に乗り出していますが、大切なのは私たちの意識。「認知症は年を取れば誰でもなる」とは考えず、**自分自身の健康管理で防ぐ**努力をしましょう。

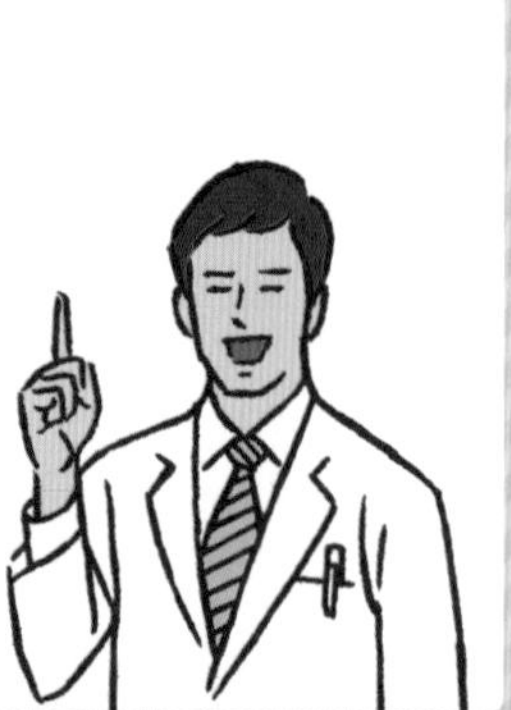

認知症になるメカニズム

血液がサラサラの状態

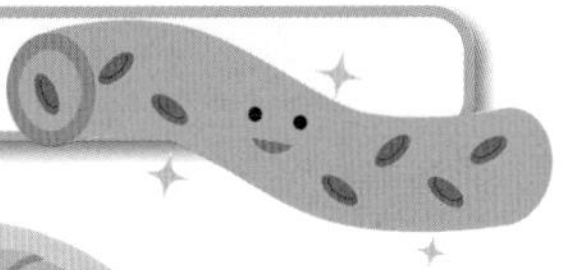

酸素が十分に届けられる

↓

細胞が活性化
記憶力・思考力などが
冴えわたる！

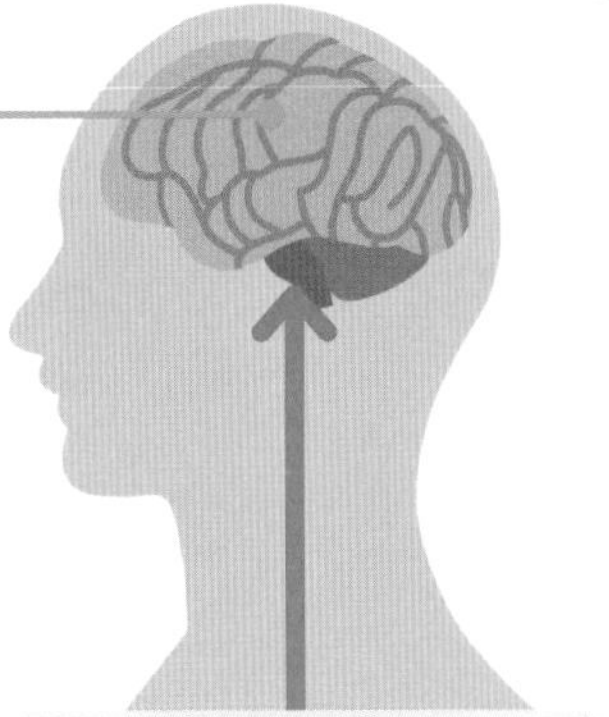

大量の血液が供給

生活習慣病で血液がドロドロになると

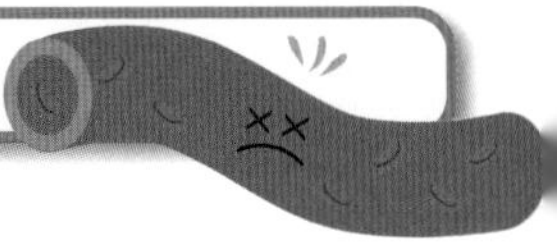

酸素が不足・血管が詰まる

↓

神経細胞のはたらきが
悪くなる、詰まった先の
脳細胞が損傷される

↓

認知症の始まり

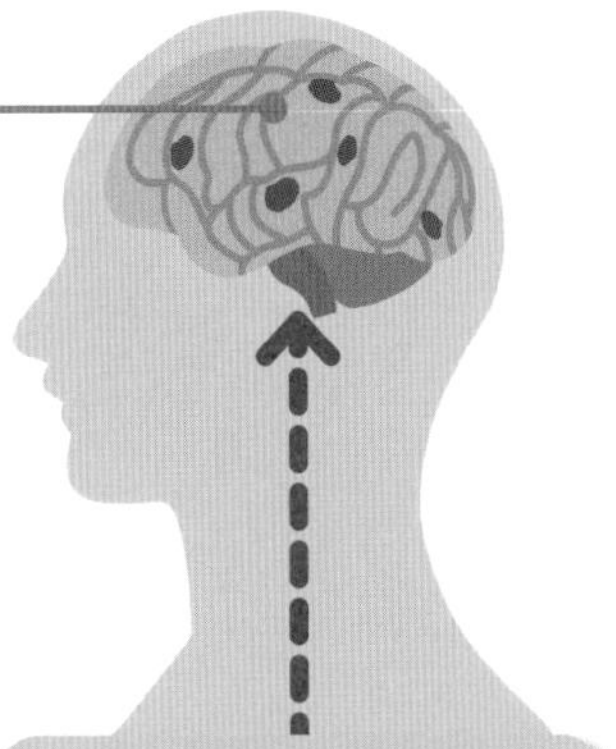

血液の流れが滞る

15

脳梗塞を防ぐために！「ラクナ梗塞」の放置はNG

● 原因となる動脈硬化は、エコー検査で正確にわかる

脳の血管病の中で、近年、注目されている生活習慣病が脳梗塞です。**脳梗塞の大きな発作で倒れる前から、小さな脳梗塞が起きている**ことがわかってきたからです。

特に、**「ラクナ梗塞」**には注意してください。

脳梗塞には、脳の血管が動脈硬化になって詰まる「脳血栓《けっせん》」と、心臓にできた血栓が脳に流入して血管が詰まる「脳塞栓《そくせん》」の2種類があります。

そのうち、**脳の深部の毛細血管が詰まって起きる脳血栓がラクナ梗塞**です。脳の深部の細い血管を「穿通枝《せんつうし》」といい、ここが詰まることで、深部の脳細胞が壊死します。

「数秒だけ指先が痺《しび》れた」「瞬間的に舌がもつれた」などの自覚症状があったら、ラクナ梗塞の可能性があります。大きな症状ではないので忘れてしまいやすいのですが、見すごすと重篤な症状になりかねません。

ラクナ梗塞は血管病の代表的な症状で、脂肪肝が進むことで発症します。血栓があるかどうかは**頸《けい》動脈のエコー検査で正確に知ることができる**ので、健康診断で血圧や血糖値が引っかかったら、検査を受けることをおすすめします。

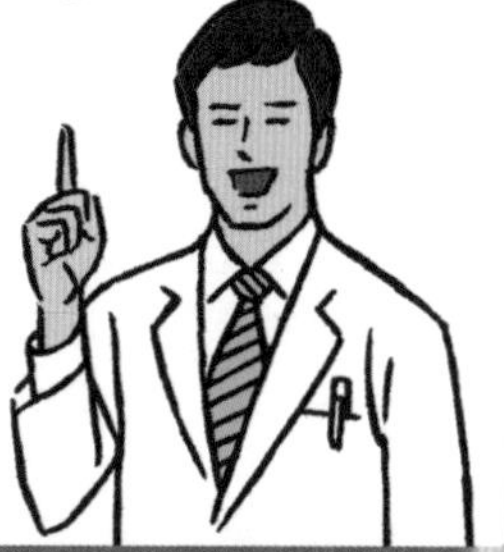

ラクナ梗塞

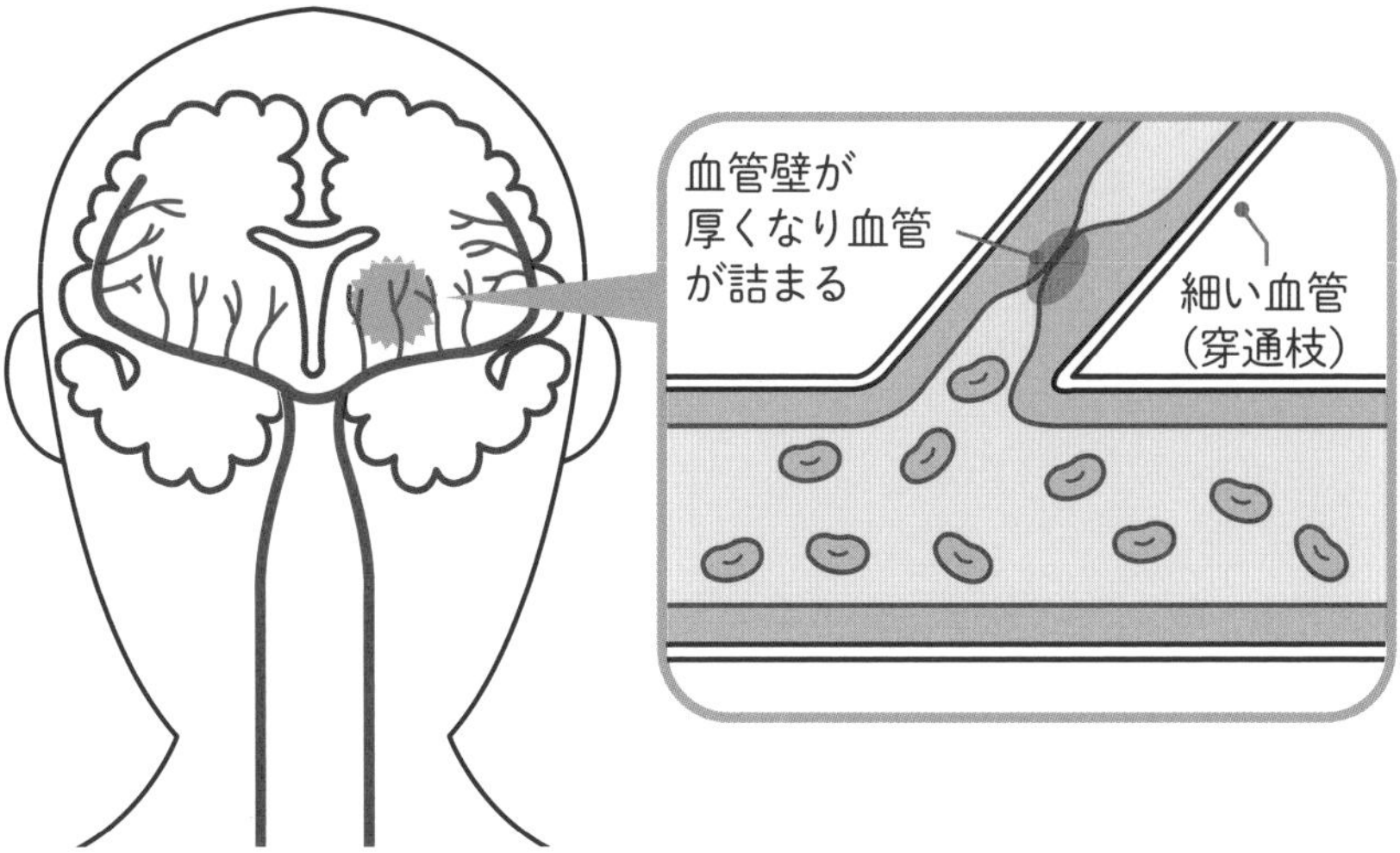

脳の深部にあるごく細い血管で起こる小さな梗塞をラクナ（小さなくぼみの意）梗塞という。詰まった先の脳細胞は壊《え》死《し》してしまい、詰まった血管の場所によって心身に異なった症状が発生する。MRI検査を受けると、脳梗塞の跡があるかわかる。

本格的な脳梗塞を防ぐには、脳梗塞体質を改善する必要がある。**そのためには、本腰を入れて食習慣、生活習慣の改善に努めること。**薬はあくまでも高血圧、血糖値を改善する類のものであり、脳梗塞を防ぐ特効薬はない。

こんな症状に注意

- ☐ 数秒だけ指先が痺れた
- ☐ 瞬間的に舌がもつ れた
- ☐ 歩くことが困難になった
- ☐ 突然に転んだ
- ☐ 尿意が頻繁になった
- ☐ 感情が急に表に出てしまうようになった

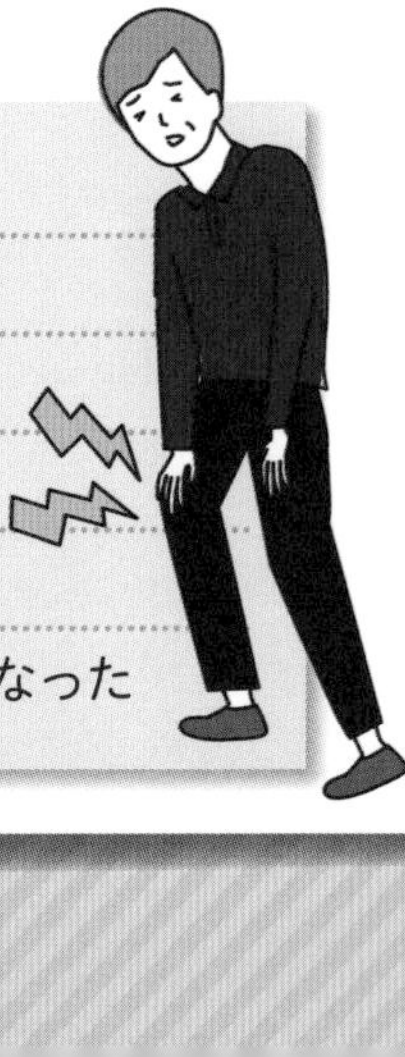

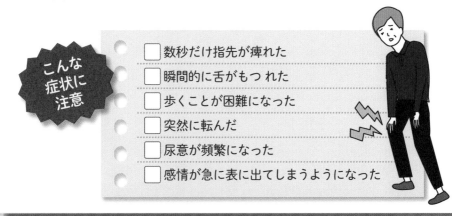

16 脂肪肝と糖尿病は負のスパイラル関係にある

中性脂肪と血糖は、姿を変えた表裏の関係

高血圧と並んで血管を老化させる大きな原因が、糖尿病などによる**高血糖**です。**血糖値が高くなると血液がドロドロになり、流れが悪くなって血管を痛めつけます。**特に毛細血管は、詰まったり、破れたりしやすくなります。

厚生労働省によると、2017年の日本の糖尿病患者数は、328万人超（2020年は新型コロナの影響で統計取れず）。この数字は、空腹時血糖値が、糖尿病の基準値である126㎎／㎗を超えた状態の人が対象なので、予備軍を含めれば、高血糖の人は1000万人ほどと推定されます。

脂肪肝は、肝臓に中性脂肪が溜まった状態です。一方、糖尿病は血液中に糖質が過剰に流れ込んで発生する病気で、**両者は表裏の関係**にあります。

両者の関係を取り持つのが、膵《すい》臓《ぞう》から分泌されるインスリンです。血糖値が高くなり、血液がドロドロになると分泌され、糖質を肝臓に取り込みます。肝臓は糖質を中性脂肪として蓄えるので、糖尿病で血糖値の高い状態が続くと、肝臓の中性脂肪がどんどん増えるのです。これが脂肪肝の要因になります。さらに、**肝臓が糖を蓄えられなくなると、糖尿病も進み**、負のスパイラルとなります。

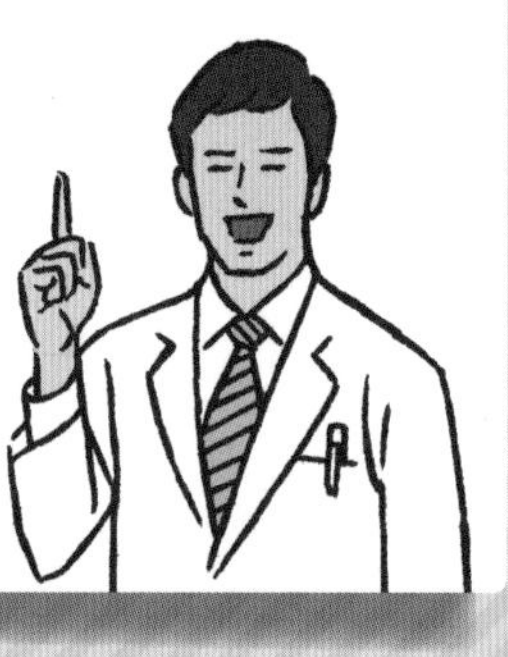

糖尿病の総患者数の推移

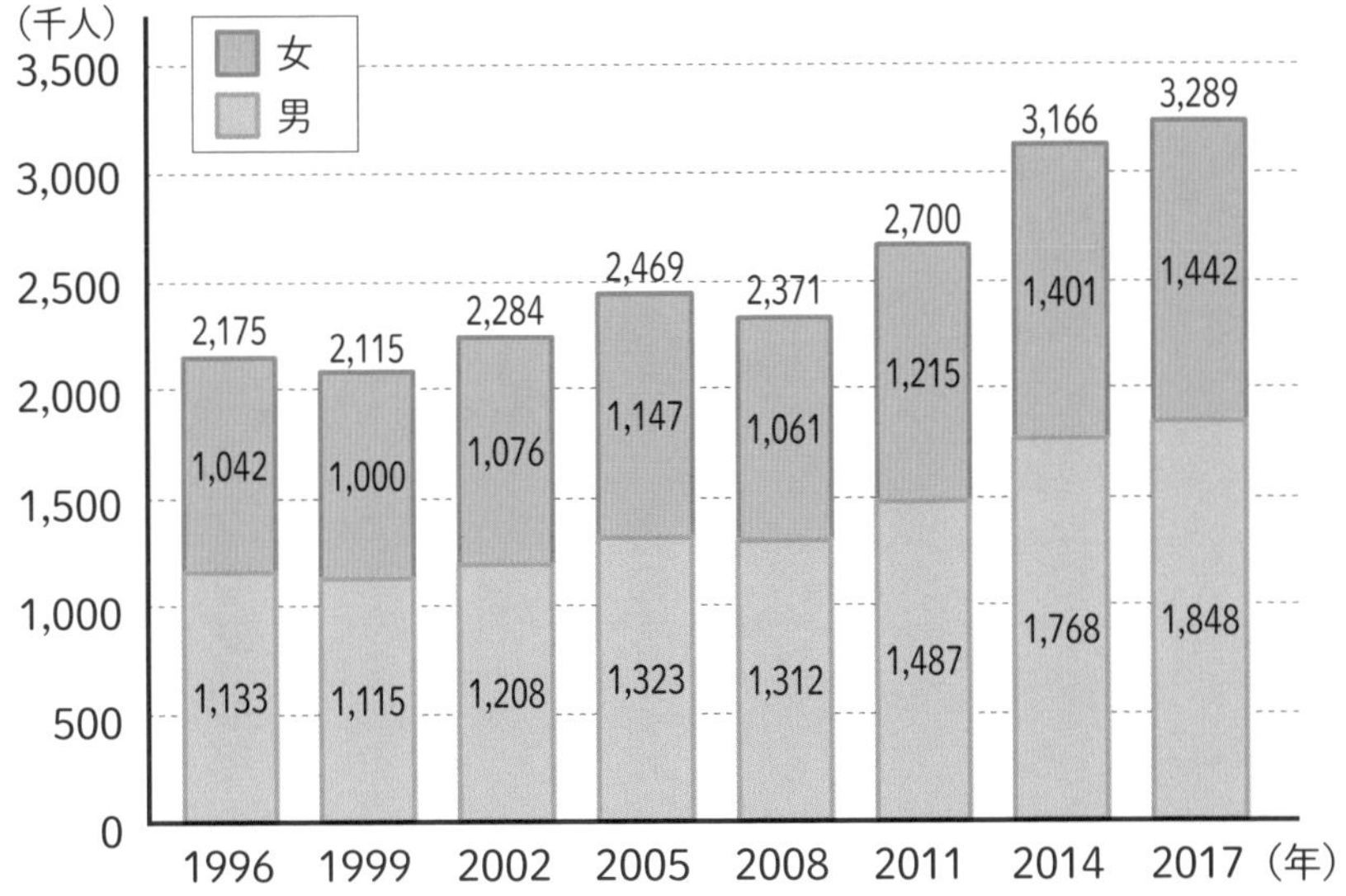

※総患者数とは調査日に行なっていないが継続的に医療を受けている者を含めた患者数(総患者数=入院患者数+初診外来患者数×平均診療間隔×調整係数《6/7》)。2011年調査については、東日本大震災の影響により宮城県のうちの石巻医療圏、気仙沼医療圏および福島県を除いた数値。2020年は新型コロナの影響でデータを取れず。

参考資料:厚生労働省の「平成29年患者調査」より

糖尿病の検査(ブドウ糖負荷試験)の判定基準

経過時間 / タイプ	空腹時	120分後の値	判定
正常型	110mg/dℓ 未満	140mg/dℓ 未満	両者を満たすと正常型
糖尿病型	126mg/dℓ 以上	200mg/dℓ 以上	どちらかを満たすと糖尿病型
境界型	正常型にも糖尿病型にも属さない		

参考資料:日本糖尿病学会「糖尿病治療ガイド2018－2019」

17 歯周病が脂肪肝、糖尿病を悪化させているかも

全身で悪さをするサイトカインはどこからくる？

糖尿病と脂肪肝は、さらに歯周病とも負のスパイラルを形成していることを知っておきましょう。

歯周病菌が歯周病を起こすと、周辺の細胞から、**炎症性サイトカイン**という物質が産生されます。

この物質には、**インスリンが血液中の糖質を肝臓に取り込むのを阻止する作用**があり、結果、血糖値が上がって糖尿病が進行するのです。

血糖値が上がれば脂肪肝も進行し、糖尿病が悪化すれば、歯茎《はぐき》などの毛細血管がもろくなって歯周病も悪化しますから、負のスパイラルになります。

2013年に東京医科歯科大学は、歯周病と糖尿病の両方がある患者さんを2つのグループに分け、1つのグループには歯周病の治療だけを行ない、もう1つのグループには糖尿病の治療だけを行ないました。すると、**どちらのグループも、歯周病と糖尿病の両方が改善**しました。関連性はさらに明らかになったといえます。

本書の脂肪肝解消法をしっかり実践しても血液検査の数値がなかなか改善しない場合は、歯周病が邪魔をしている可能性もあります。歯科医に歯周病がないかチェックしてもらってください。虫歯の予防にもなって一石二鳥です。

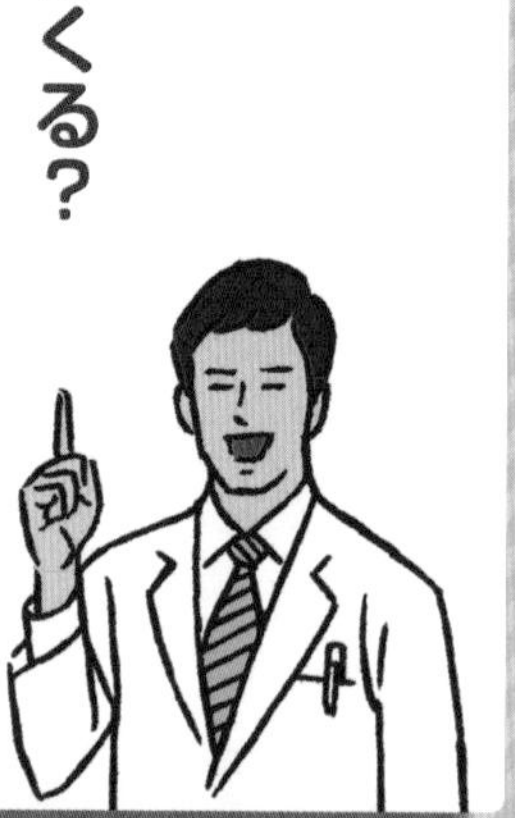

3つどもえとなって悪化する負のスパイラル

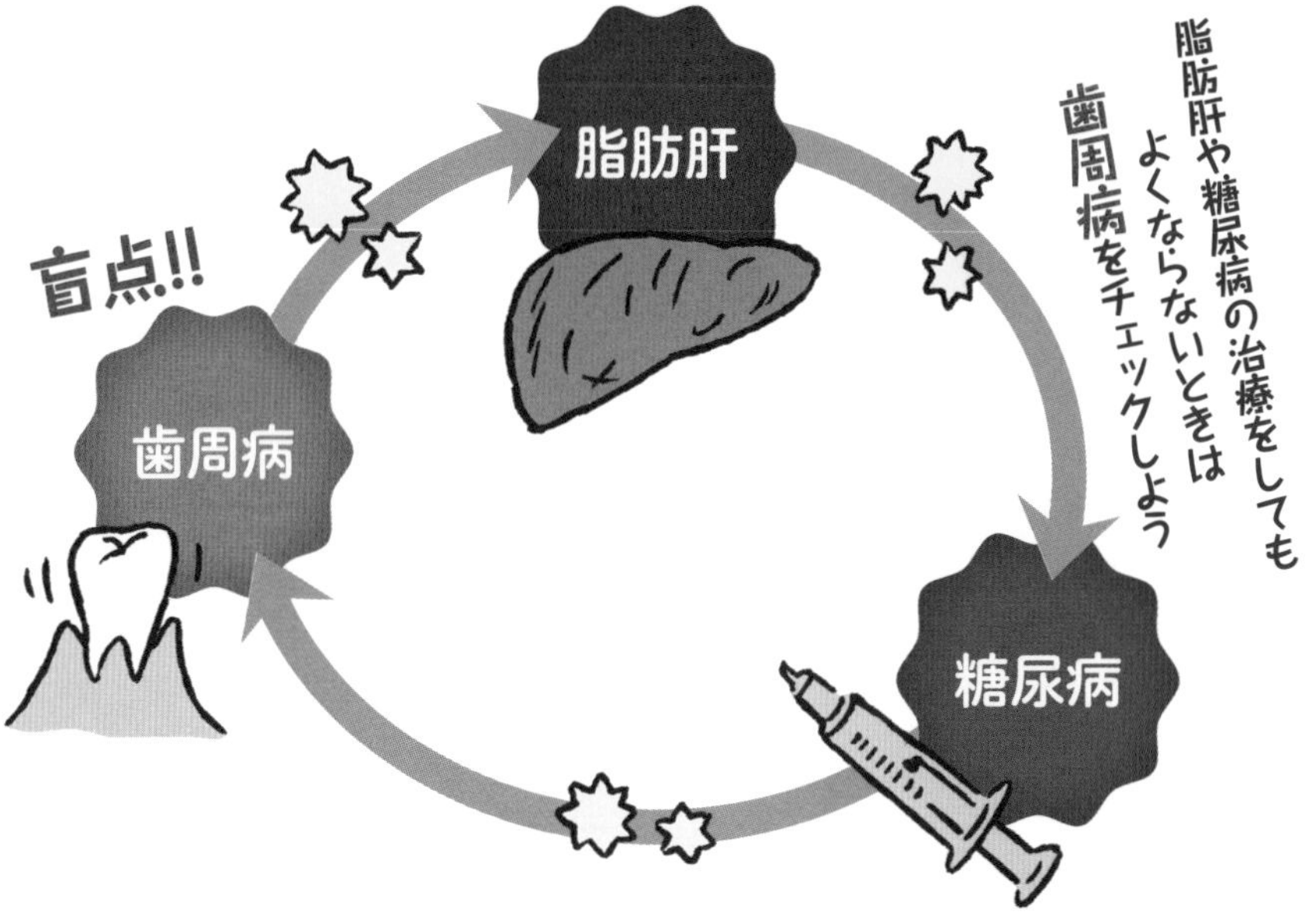
脂肪肝
糖尿病
歯周病
盲点!!
脂肪肝や糖尿病の治療をしても
よくならないときは
歯周病をチェックしよう

炎症性サイトカインは歯周病の周辺の細胞から産生され、
全身をかけめぐって悪さをする！

歯磨きのコツ

歯	歯に対して45度の角度で歯ブラシを当て、細かく振るわせて磨く
歯間	歯間ブラシやデンタルフロスなどを使い、歯と歯の間の汚れをとる
舌	舌表面の白い「舌苔《ぜったい》」は細菌の温床なので、ブラシでやさしくこすりとる

半年に1回は、歯医者で歯石のクリーニングもしよう！

18

10歳で糖尿の気も!? 子どもも油断できない!

家族の健康のためにもぜひ実践してほしいこと

　近年は、**子どもたちにも脂肪肝や糖尿病が増えている**ことが大きな問題になっています。生活習慣病は、かつて「成人病」と呼ばれ、大人になってからかかる病気とされてきました。それが子どもたちに広がっているのは、なぜでしょうか。やはり、食生活と運動不足という生活習慣の乱れが原因です。

　食生活では、子どもが**ポテトチップスなどのスナック類を食べる**ようになったことが、真っ先にあげられます。これらの主原料はジャガイモやトウモロコシなどの安価なでんぷんで、油で揚げ、塩をたっぷりとかけているのです。

　でんぷんの糖質は生活習慣病の元凶ですし、塩分は高血圧の黒幕です。体にいいわけがありません。

　さらに**清涼飲料水を多量に飲む**ようになったことが問題で、これには砂糖や、後述する果糖《かとう》ブドウ糖液糖が多く含まれているため、健康な大人が飲んでも血糖値が急上昇するのです。

　ハンガリーでは、ポテトチップスや清涼飲料水に高い税金をかけているほどで、健康を害する点は、たばこと同じと見なしているわけです。

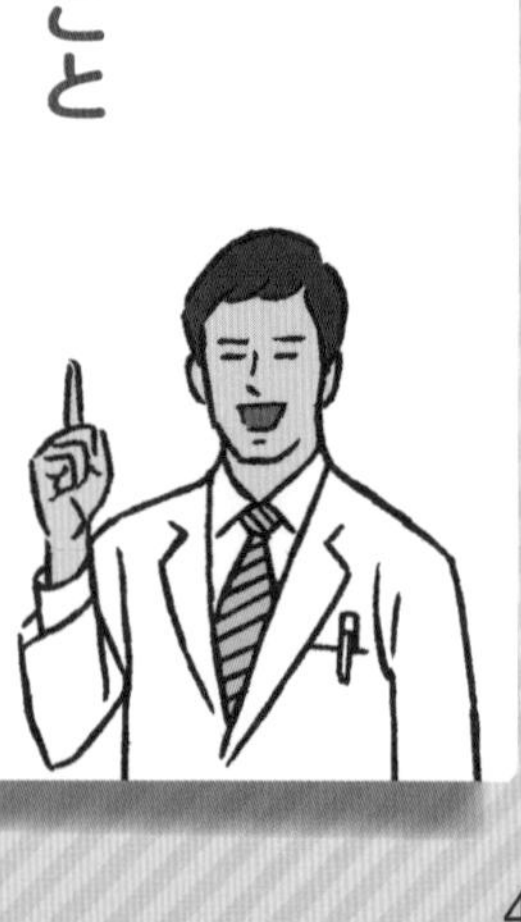

子どもたちに生活習慣病が増えている

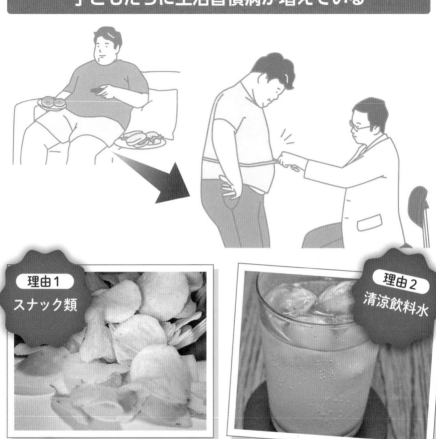

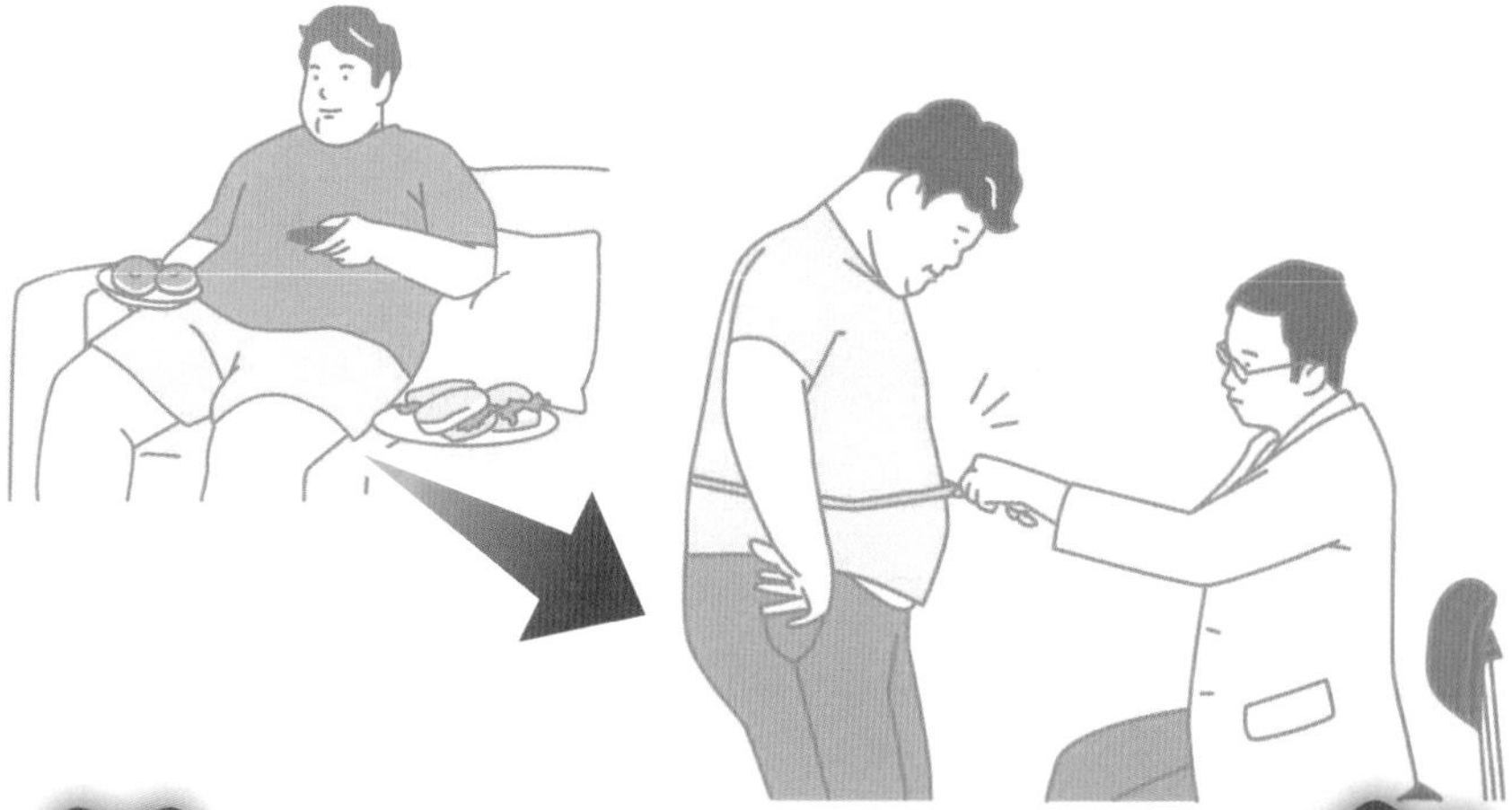

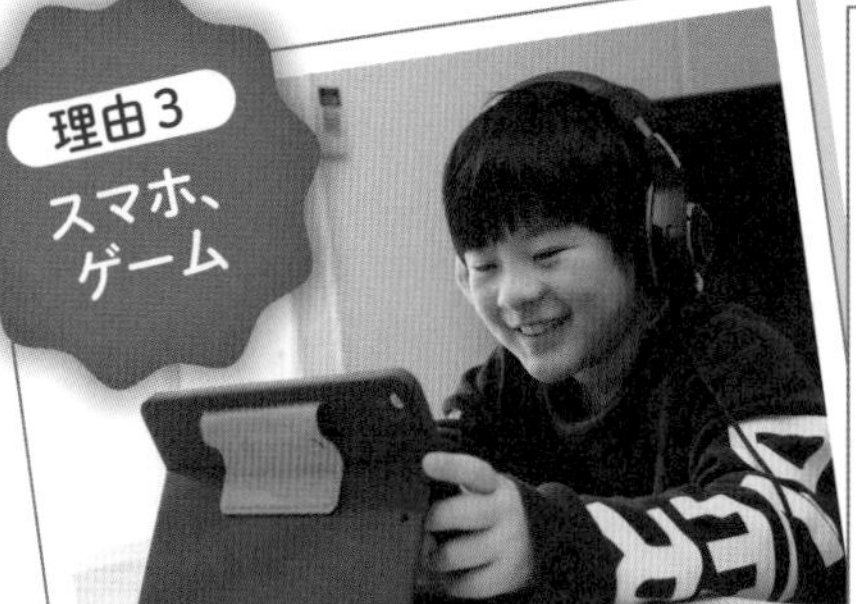

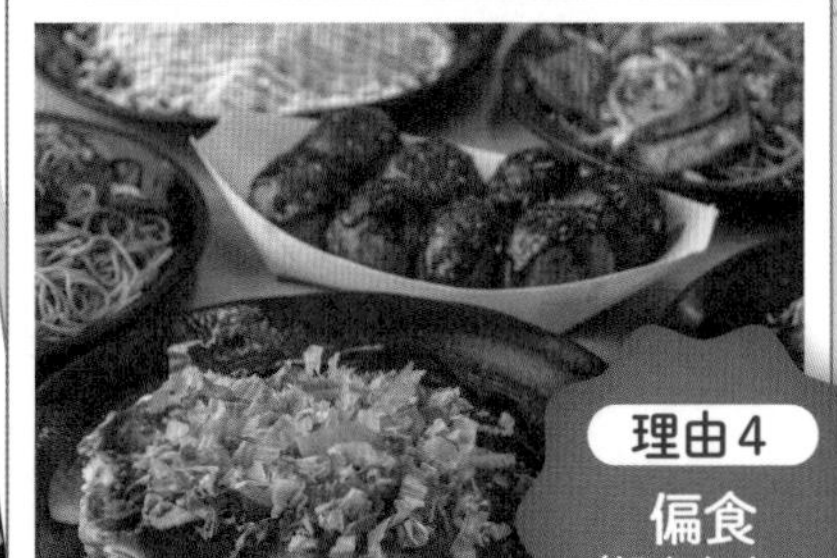

運動不足ということでは、**子どもが外で遊ばずに、スマホやゲームに没頭している状況も、生活習慣病を加速させている**といえます。運動は生活習慣病のリスクを大きく低減させてくれるのですが、それをしないのですから、脂肪肝や糖尿病になっても仕方がありません。

とはいえ、子どもにムリなダイエットを強要しようとしても、なかなかいうことを聞いてもらえないのが現実でしょう。

ですから、次章で述べる「糖質ちょいオフ・ダイエット」は、親が子どもの食事を最低限でコントロールし、また、第6章の軽い筋トレはムリなく短い時間で簡単な運動を始めさせるのに非常に好都合なものと考えます。

生活習慣病から子どもを守るのは、親の責任です。本書で学び、指導をしてあげてください。

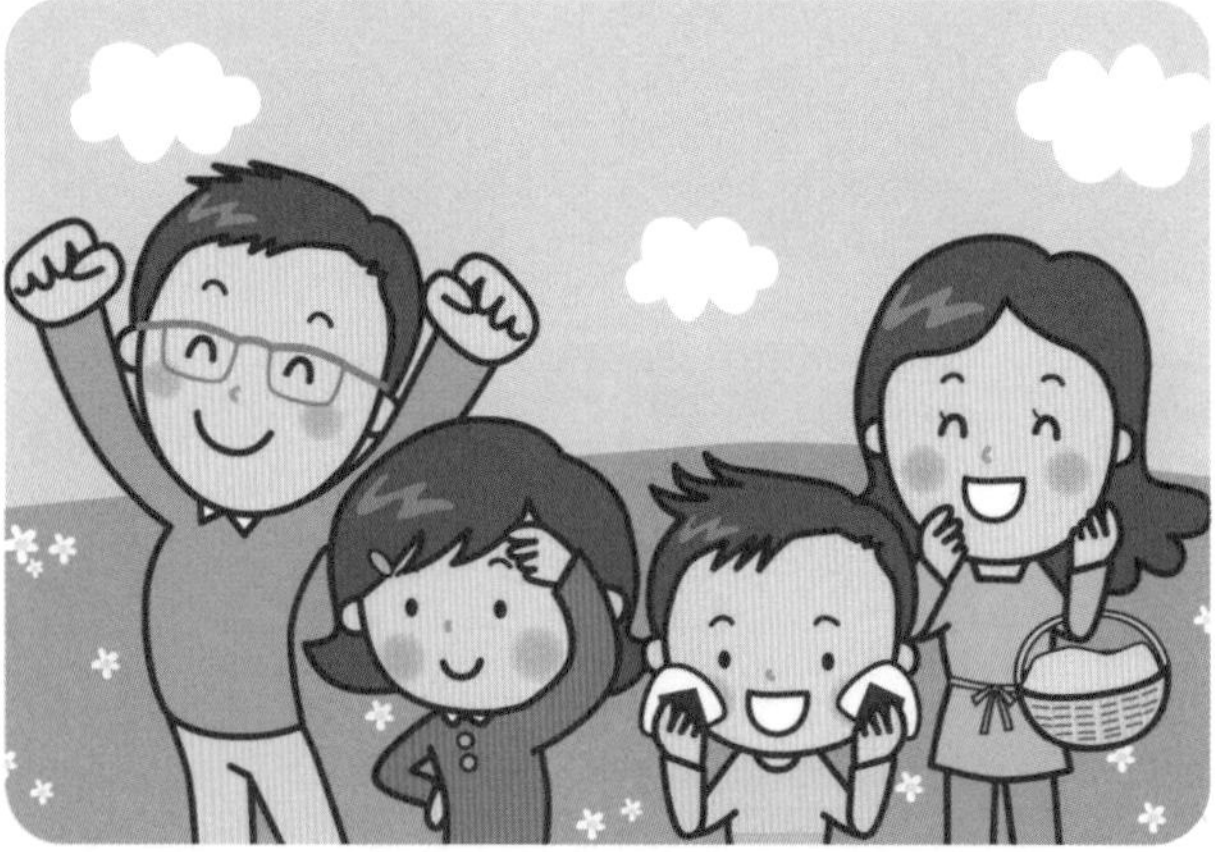

外に出て健康的なお弁当を食べるのもいいね！

第3章

奇跡の糖質ちょいオフ・ダイエット

1週間でシュッと心身が整います!

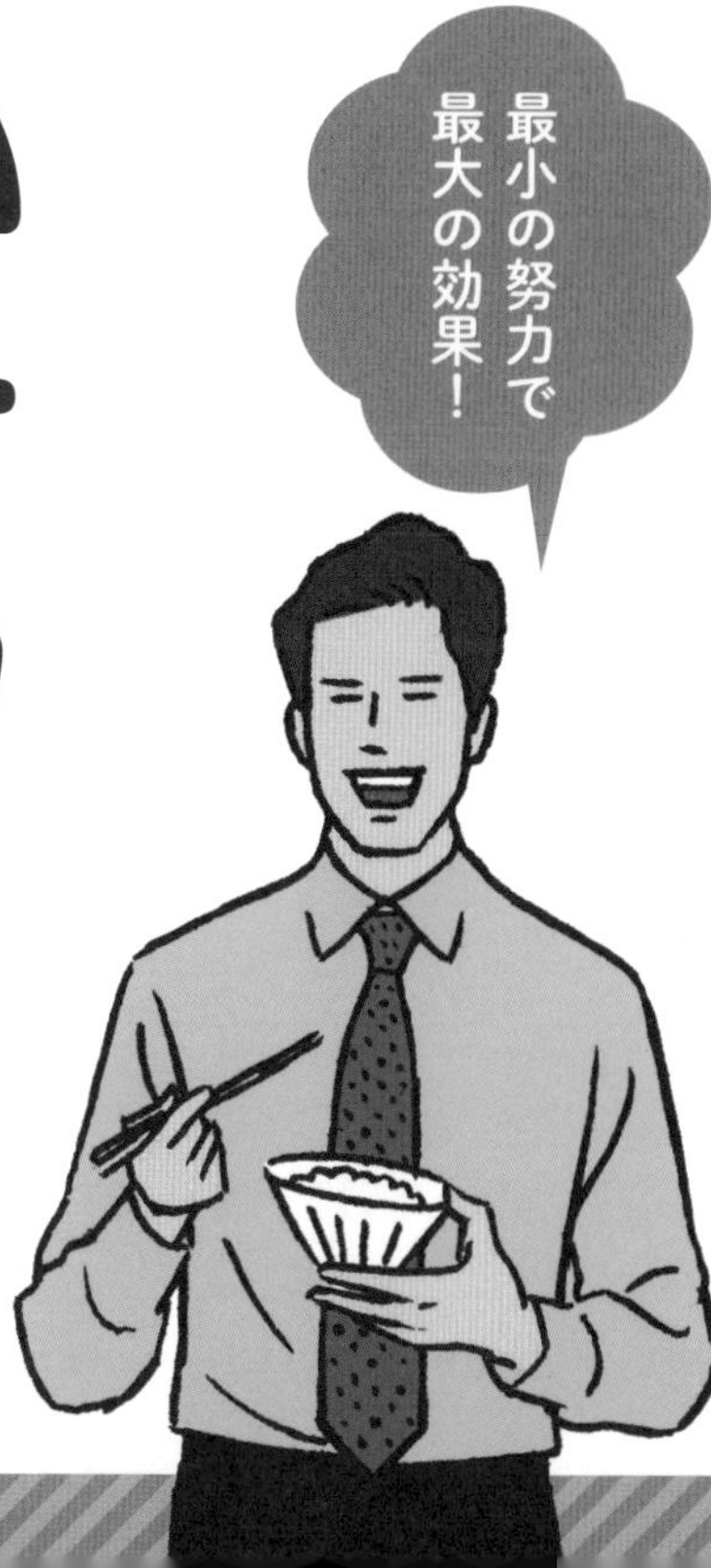
最小の努力で
最大の効果!

19 うどん1杯の糖質は58・5g！ 肉は？ 糖質ゼロ！

炭水化物をカットし、肉や野菜で補う！

「糖質ちょいオフ・ダイエット」は、具体的には、こんなことをします。

- **ご飯OK。ただし、小ライスにして控えめにする**
- **お酒OK。ただし、シメのラーメンは避ける**
- **カロリーは気にせず、糖質の低い食べ物を選ぶ**

「これだけで糖質制限になるの？」「簡単すぎるのでは？」と思うかもしれません。日本人の平均的な栄養摂取バランスは、現状、こうなっています。

×炭水化物6：たんぱく質2：脂肪2

これを次のように変えるのです。

◎炭水化物5：たんぱく質3：脂肪2

炭水化物を15％カットして、全体に占める割合を約5割にします。**その15％こそが、脂肪肝のもとになる余分な糖質**だからです。

麺類やパンなどの主食を15％減らし、肉や魚、野菜などを多めにします。缶コーヒーやお菓子など、**主食以外の糖質を減らすならば、主食は10％ほど控える**だけでOKです。1日の糖質摂取量の基準値は、**男性250g以内、女性200g以内**。軽めの脂肪肝なら、1週間ほど糖質ちょいオフ・ダイエットをするだけで改善が期待できます。努力も、空腹を我慢する必要もないのです。

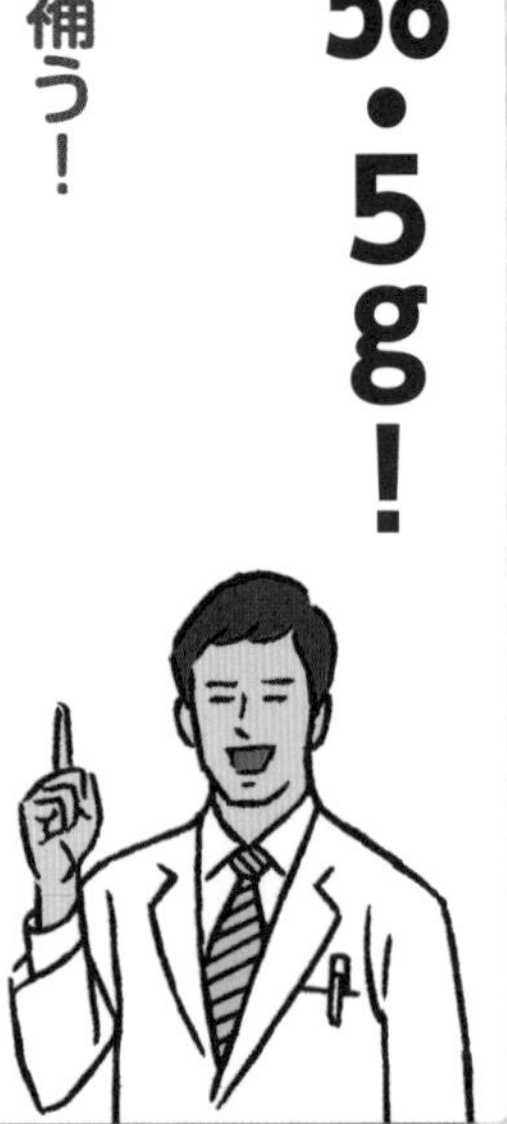

糖質が多い食品・少ない食品

	食品名	糖質（g）	たんぱく質（g）	カロリー（kcal）
糖質が多い食品	スパゲティミートソース	77.7	21	614
	かけうどん	58.5	9.9	307
	ご飯（1杯）	55	3.8	252
	ショートケーキ	51.1	8.1	378
	かけそば	47.3	11.6	268
	食パン（1枚）	26.6	5.6	158
	じゃがいも（110g）	16.1	1.6	75
	かぼちゃ（60g）	10.3	1.1	55
	和風ドレッシング（大さじ1）	2.4	0.5	12
糖質が少ない食品	鶏ひき肉（100g）	0	20.8	160
	オリーブオイル（大さじ1）	0	0	166
	卵（1個）	0.1	6.1	75
	豚ヒレ肉（100g）	0.1	14.2	386
	ナチュラルチーズ（20g）	0.2	5.3	65
	さばの水煮缶詰	0.3	33.4	304

参考：「日本食品標準成分表2015年版（七訂）」（文部科学省）
『食品別糖質量ハンドブック』（洋泉社）

一日にこれだけ食べたら
糖質オーバー

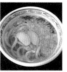

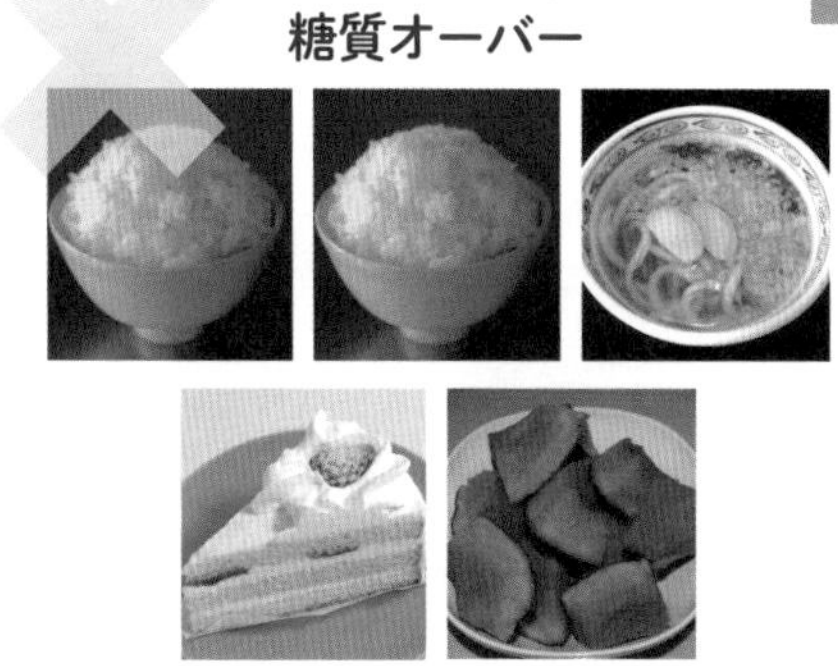

糖質の代わりに
肉や魚を存分に！

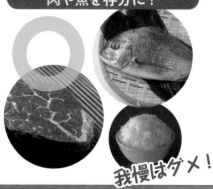

我慢はダメ！

20 おにぎり3個と缶コーヒーで血糖は危険ゾーンに！

ステーキ160gは、血糖値に影響せず

糖質の多い食事と、ほとんどない食事では、実際にどれくらい肝臓への負担が違うでしょうか。糖尿病歴10年の60代男性編集者Nさんの協力を得て、簡易実証実験を行なってみました。2日間にわたって朝食を抜き、次のような昼食をとってから、それぞれ食後の血糖値を測定したのです。

①1日目　コンビニのおにぎり3個と缶コーヒー

②2日目　ファミレスのステーキ160g

1日目は糖質が多い食事で、**食後30分から血糖値はみるみる上昇し、1時間後には危険ゾーンの300㎎／㎗をオーバー**してしまいました。肝臓にかなり負担がかかったのは、間違いありません。

2日目は、糖質がほとんどない食事です。血糖値は安定をキープしました。肝臓の負担は少なかったでしょう。ファミレスのホームページによると、今回のサーロインステーキにはソースに約7gの糖質が使われているそうで、その分だけわずかに変化があったくらいです。

血糖値の測定には、採血しなくてもセンサーで簡単に測れる自己計測器「FreeStyle《フリースタイル》リブレ（アボット社）」を使いました。使い勝手がよく、糖尿病の患者さんには保険も適用されます。

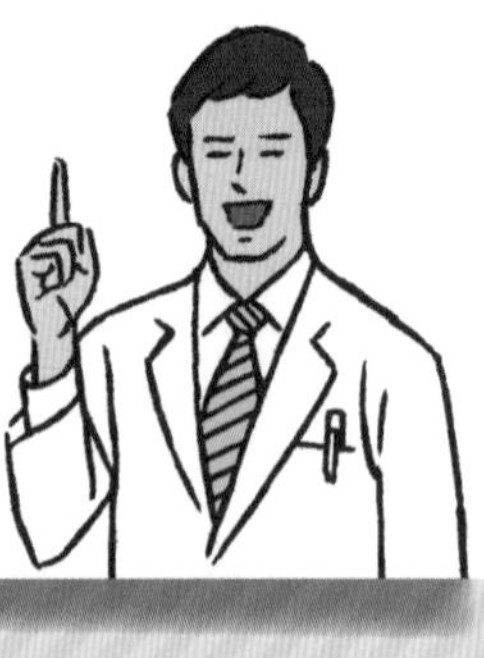

おにぎり3個と缶コーヒーを食べたあとの血糖値の変化

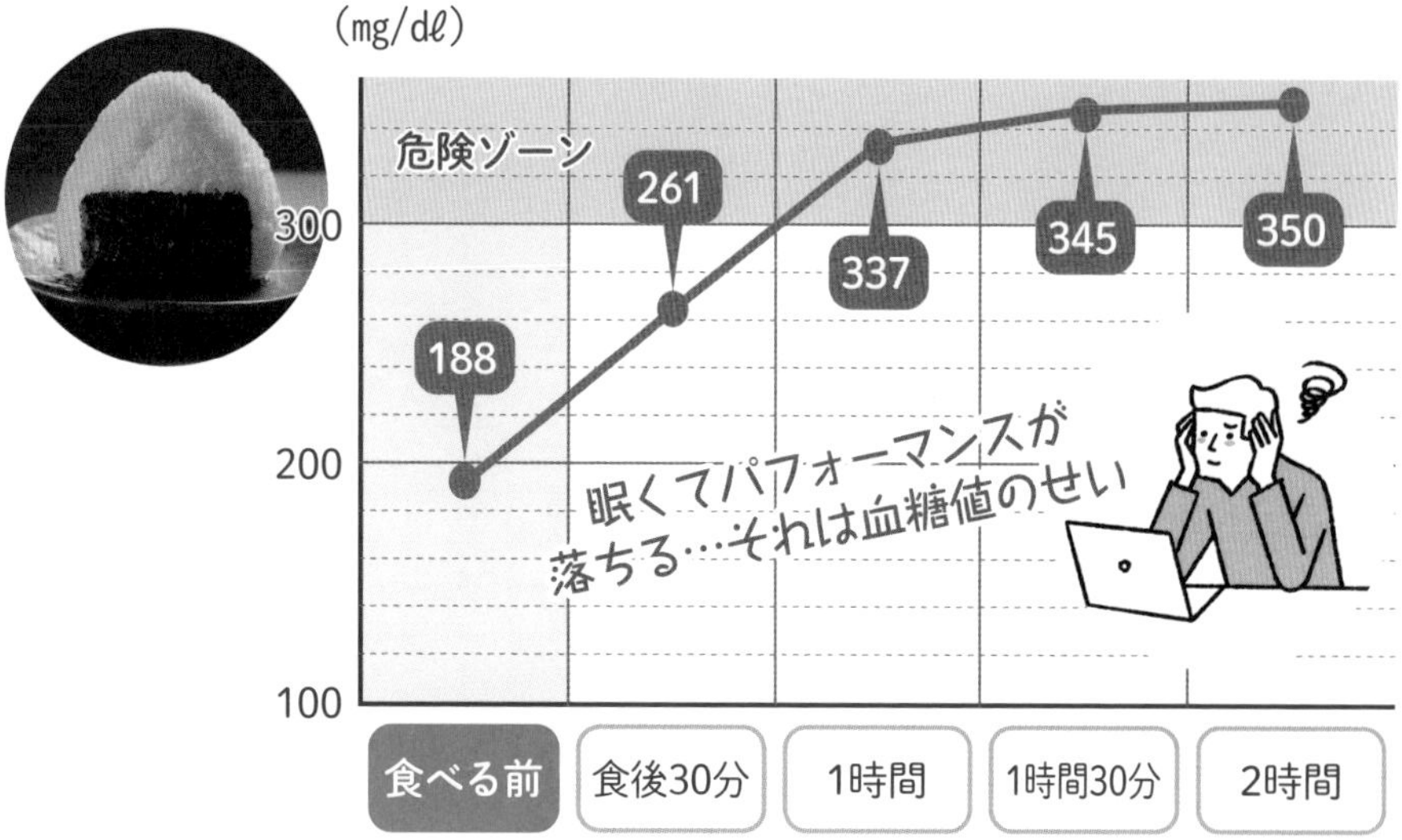

サーロインステーキ(160g)を食べたあとの血糖値の変化

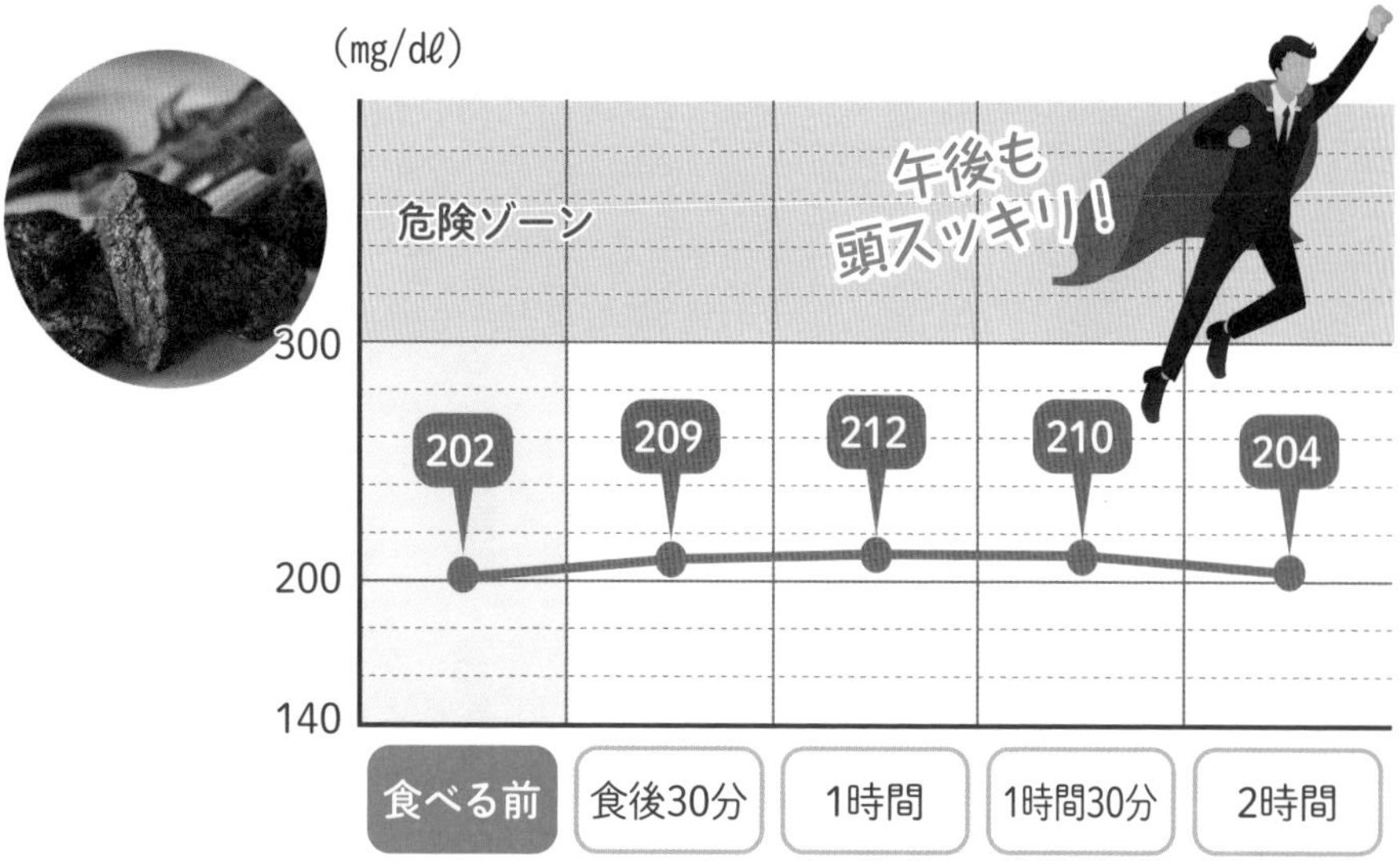

21 炭水化物から食物繊維を除くとほぼ糖質

脂肪肝と糖尿病の元凶となり得る糖質の種類

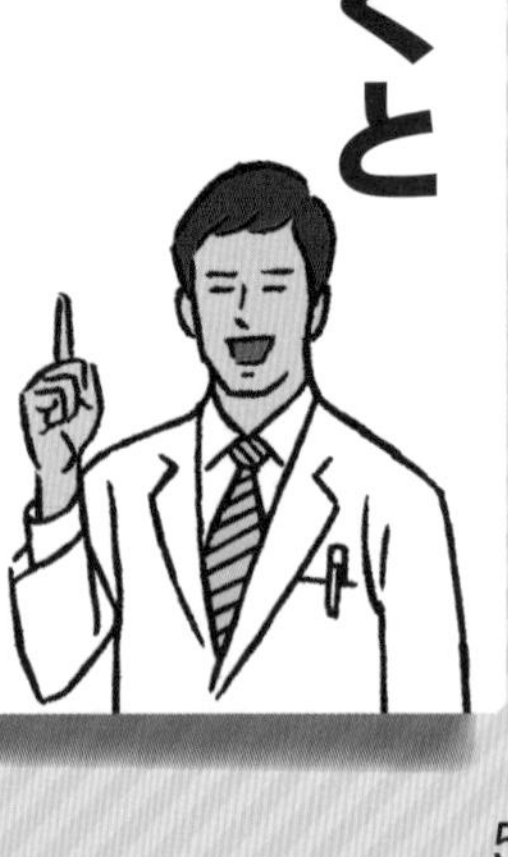

糖質の摂取量をコントロールする際、やはり注意すべきは外食です。最近は糖質オフのメニューも増えつつありますが、ラーメン、うどん、パスタなどをツルツルと食べていれば、あっという間に摂取量が増えてしまいます。

これほどまでに肝臓に負担をかけ、脂肪肝や糖尿病の原因となる「糖質」とは、一体なんでしょうか。その定義は、米や麦などの**穀類**、**芋類などに多量に含まれる炭水化物から、食物繊維を除いたもの**です。甘いものというイメージがありますが、片栗粉《かたくりこ》やコーンスターチなども含まれます。

これらは吸収が早い順に、**単糖類**、**二糖類**、**三糖類以上**、**糖アルコール**に分けられます（左図）。

これらのうち**二糖類と多糖類は**、**単糖類に分解されてから吸収されます**。また、二糖類と単糖類を「糖類」と呼んでいます。

食物繊維は、人間の消化酵素では分解できず、直接の栄養にはなりません。しかし、糖の吸収をゆるやかにするなど、生活習慣病を防ぐ効果が大きいことがわかってきました。**生活習慣病の増加は、ご飯やパンなどを精製しすぎて、含まれる食物繊維が減ったことと関係がある**と思われます。

炭水化物から食物繊維を除いたものが糖質だ！

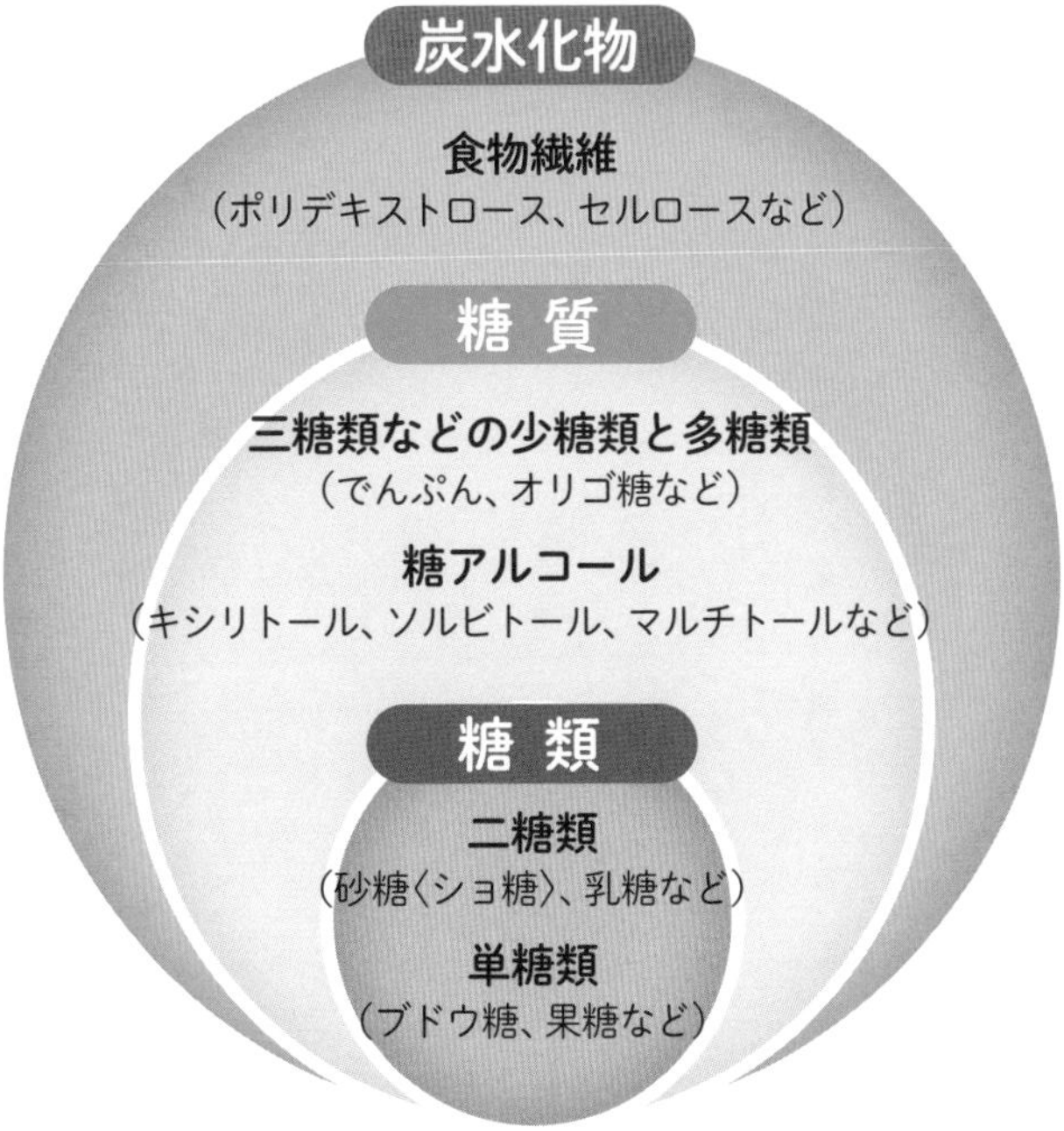
炭水化物
食物繊維
（ポリデキストロース、セルロースなど）
糖 質
三糖類などの少糖類と多糖類
（でんぷん、オリゴ糖など）
糖アルコール
（キシリトール、ソルビトール、マルチトールなど）
糖 類
二糖類
（砂糖〈ショ糖〉、乳糖など）
単糖類
（ブドウ糖、果糖など）

糖類の種類

単糖類	ブドウ糖や、フルーツに多く含まれる果糖など。糖の最も小さな単位で、それだけに素早く吸収される
二糖類	砂糖(ショ糖)や、牛乳などに含まれる乳糖
三糖類以上	穀物やポテトに多く含まれるでんぷんや、腸を整えるオリゴ糖など
糖アルコール	人工甘味料に使われるキシリトールなどで、吸収されにくい

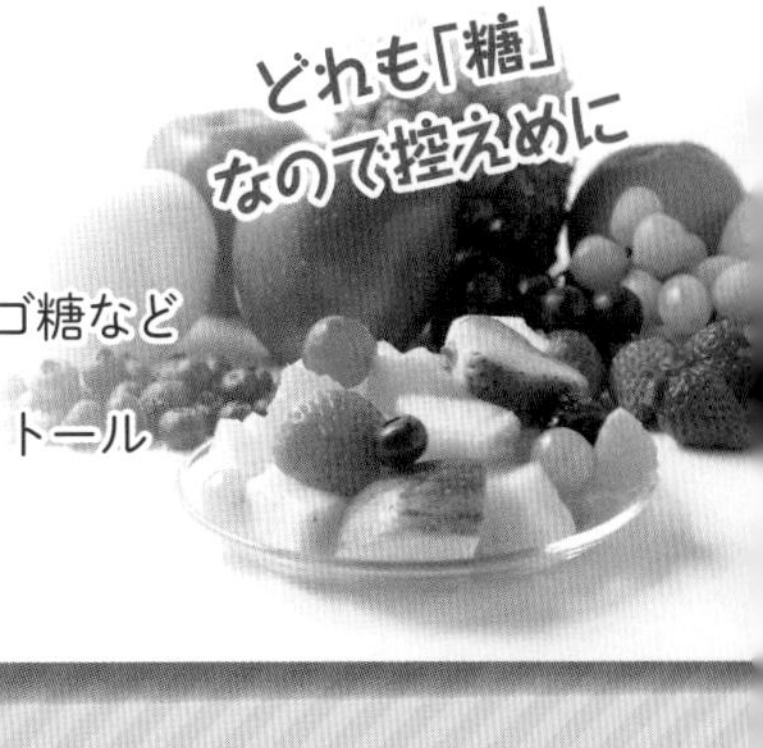
どれも「糖」なので控えめに

22 白いパンよりライ麦パンがいい！これだけの理由

うどん1杯だけでも血糖値と血圧が上昇！

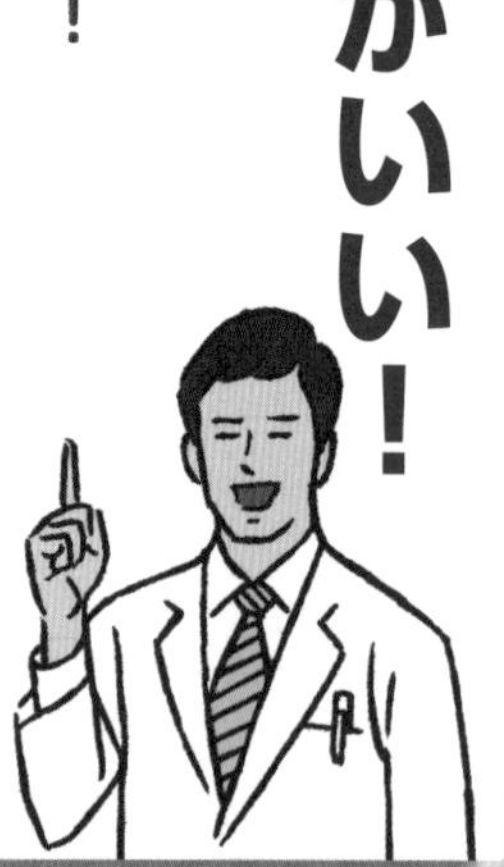

炭水化物を多く含むパン、うどん、ラーメンを、どうしても食べたくなったらどうするか。

代わりにステーキや刺身といった高たんぱく、低糖質の食品をとるのがおすすめですが、かといって、ストレスになるほど我慢するのは、「糖質ちょいオフ・ダイエット」の趣旨に反します。

イライラするくらいなら、食べましょう！

その代わり、**同じ炭水化物でも糖質が少なく、食物繊維が多いもの**を選ぶこと。

パンであれば、**精製された小麦粉を使った白いパンより、ライ麦パンや全粒粉《ぜんりゅうふん》のパン**のほうが食物繊維ははるかに豊富です。ご飯も同様で、精製された白米よりも、**精製前の玄米**や**五分づき米**、あるいは**雑穀米**、**五穀米**、**胚《はい》芽《が》米**など、**食物繊維を多く含んだ米**を混ぜるのもいいでしょう。

ならば、うどんはどうでしょうか。うどんは、真っ白に精製した小麦粉を原料にした食品であり、**製造段階で大量の塩を使うため、塩分が多い**ことも知られています。実際、前出の編集者Nさんに、朝食を抜いて昼にうどんを食べる実験をお願いしましたが、血糖値と血圧の結果は左図の通り。肝臓や血管にやさしい食べ物とは、決していえません。

うどん1杯を食べたあとの血糖値と血圧の変化

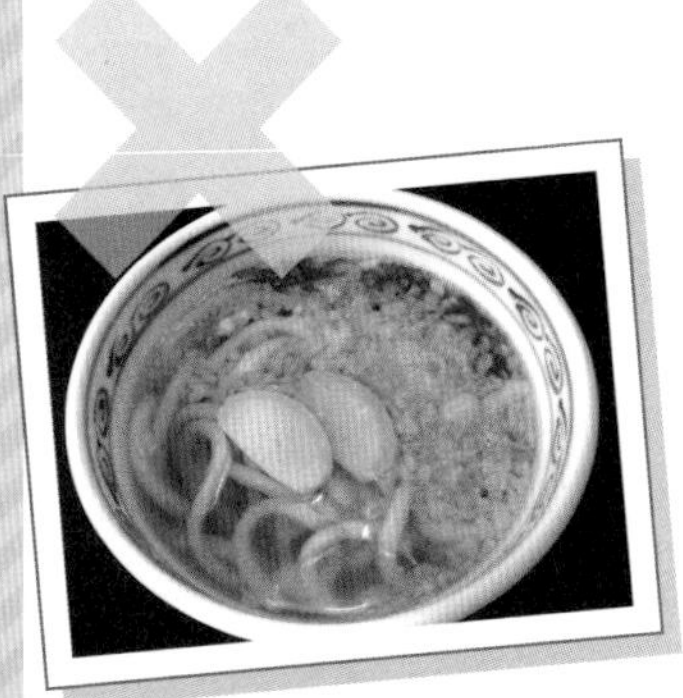

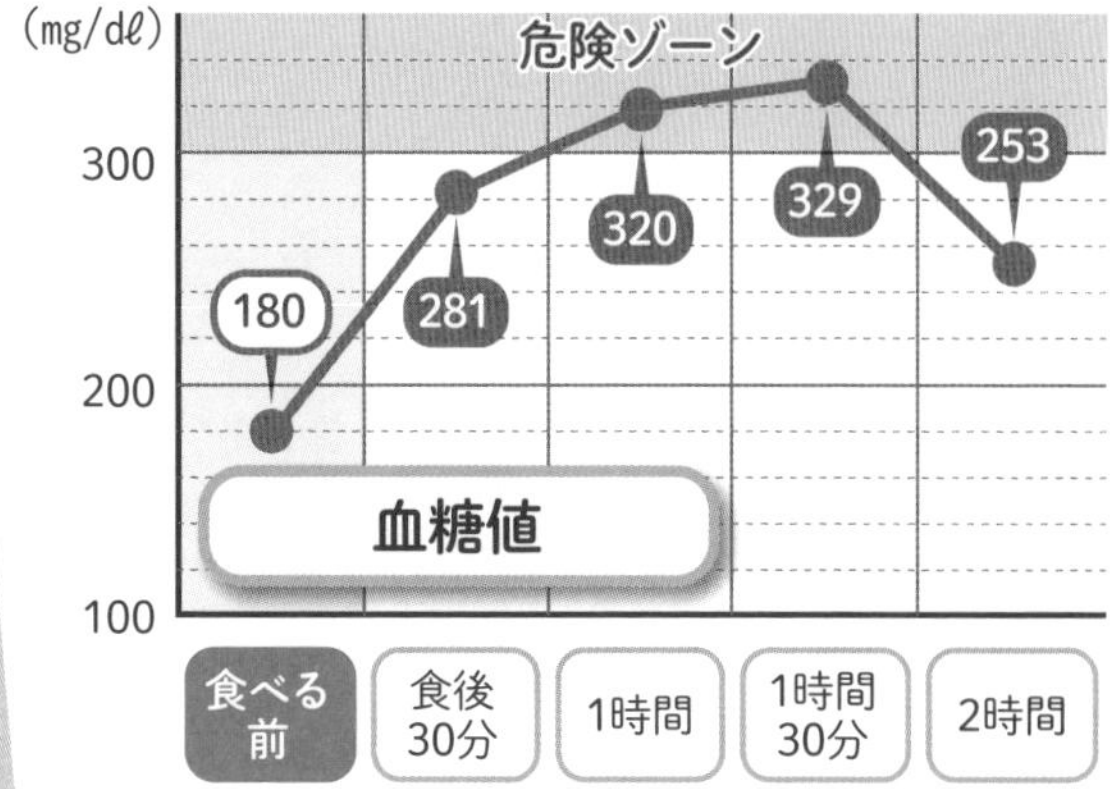

脂肪肝の
心配があるときは、
控えたほうが無難！

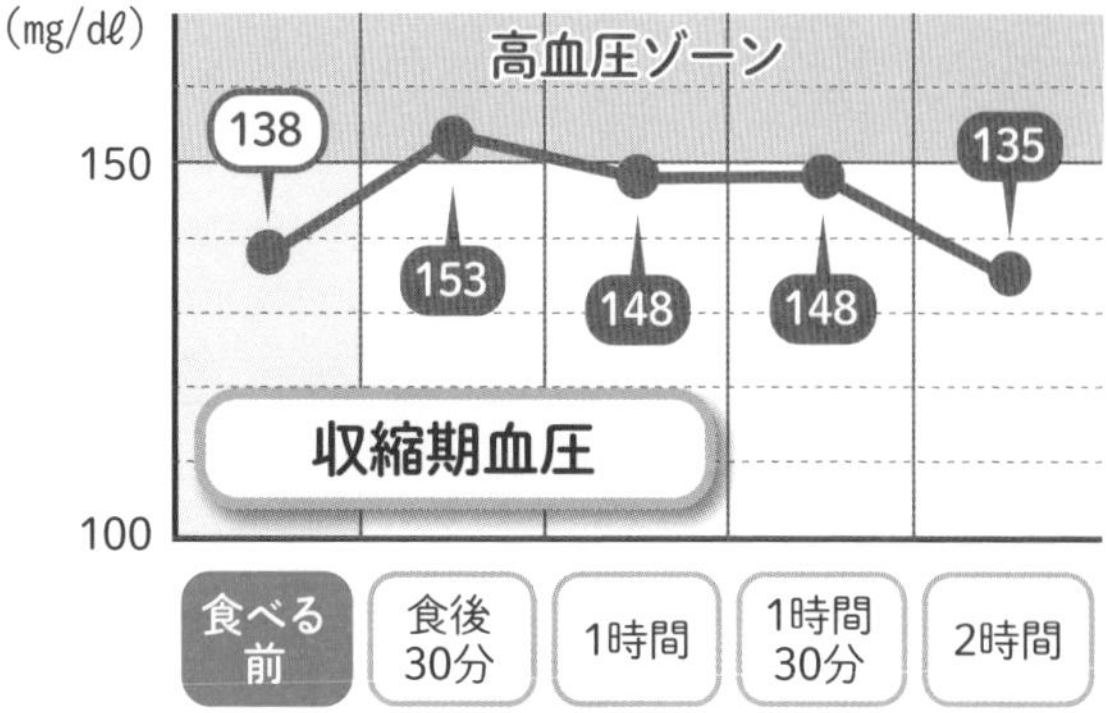

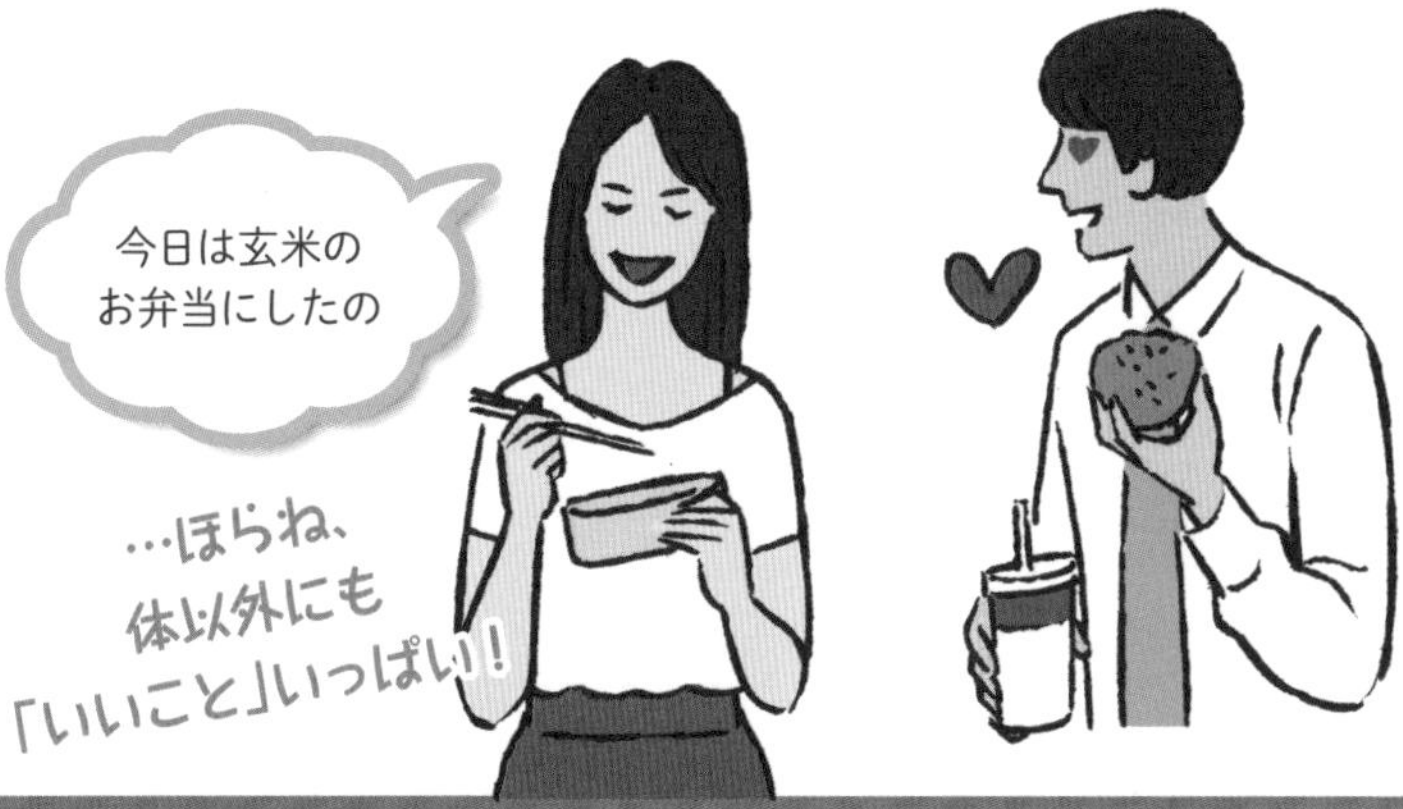

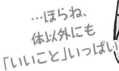

…ほらね、
体以外にも
「いいこと」いっぱい！

23 シメのラーメンは、肝臓と血管双方に大ダメージ

1杯で1日の塩分摂取限度を軽く超えてしまう

お酒を飲んだあとの夜分の「シメのラーメン」は厳禁です。肝臓による糖代謝は、夜間に活発に行なわれます。シメのラーメンは、糖代謝が活発なときに大量の糖質を肝臓に送り込むので、肝臓の中性脂肪は、間違いなく増えます。

また、人間は寝ているときに血圧が20％ほど下がります。その間は血管も休息を取っているのですが、**シメのラーメンを食べると、摂取した塩分によって血圧が上昇し、血管が休めなくなります。**睡眠中に収縮期血圧が１２０㎜Hg以上になると、「夜間高血圧」と診断されることもあるのです。

そもそもいくつかのラーメンチェーン店が公表している栄養成分表を見れば、**8g以上もの塩分を含む**場合が珍しくありません。日本高血圧学会の『高血圧治療ガイドライン』によると、**1日の塩分摂取量の目標値は6g未満。**ラーメンは、高糖質、高塩分の代表です。

左図は、2人の被験者が朝食を抜いたあとに豚《とん》骨《こつ》ラーメンを食べた結果です。超健康なときの体は、多少の塩分にもびくともしません。健康自慢なSさんの体もそれを証明しています。生活習慣の大切さが裏づけられた形になりました。

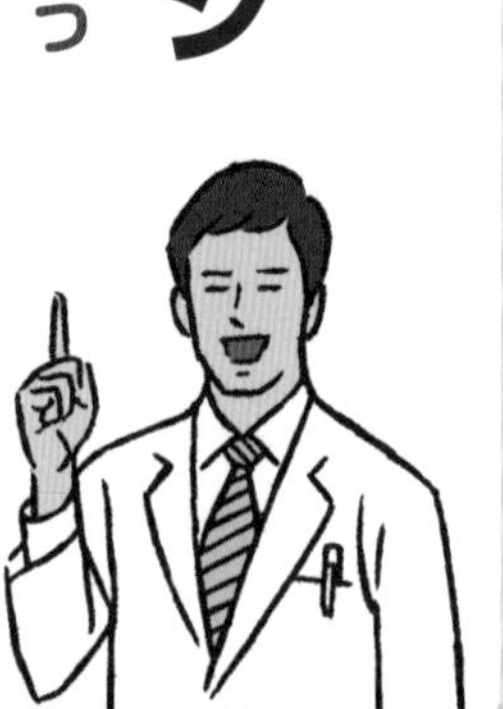

豚骨ラーメンを食べたあとの血糖値と血圧の変化

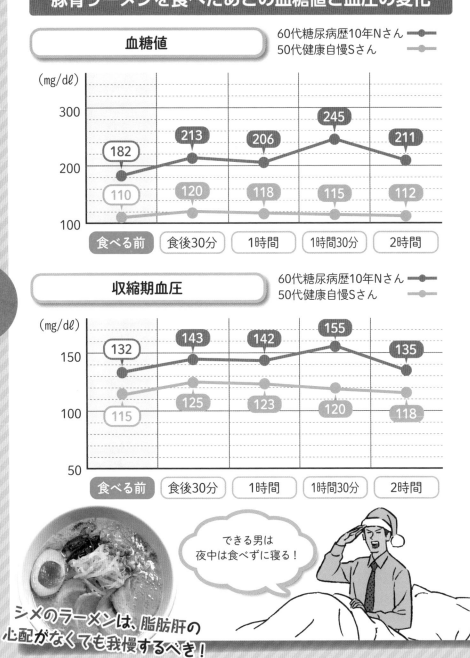

血糖値

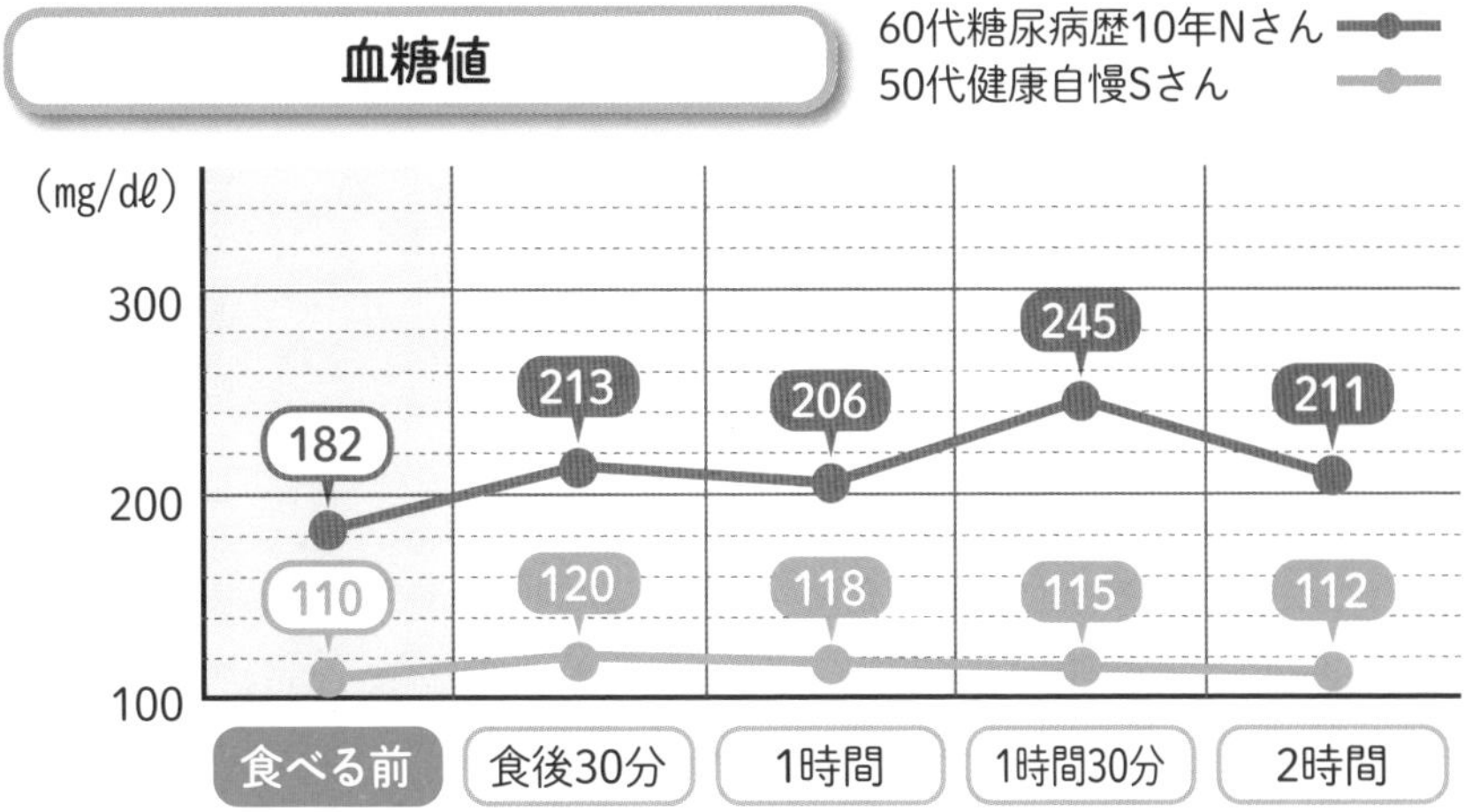

収縮期血圧

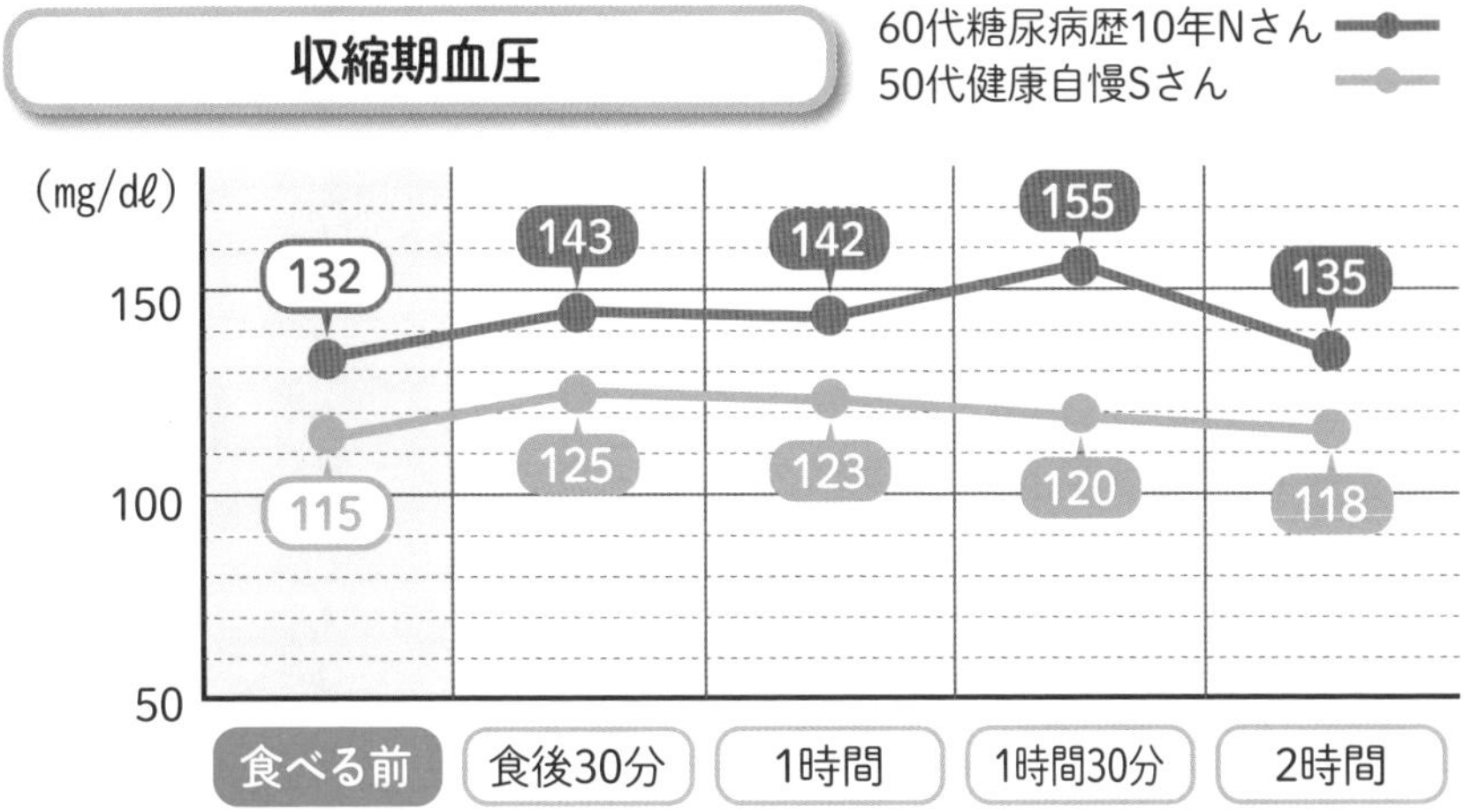

シメのラーメンは、脂肪肝の心配がなくても我慢するべき！

24 女性は50代から食事の見直しを。摂取量がハンパじゃない！

うっかり基準値の2倍も食べてる人がほとんど！

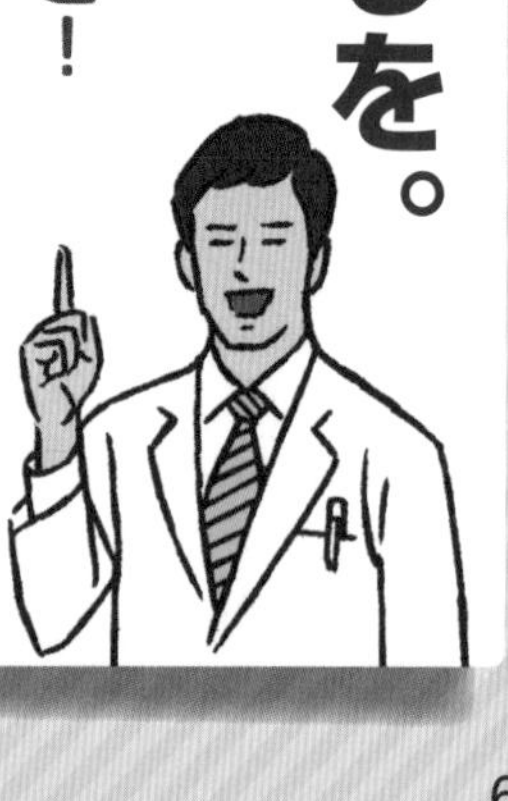

女性には特に、糖質のとりすぎに注意してもらいたいと思います。なぜなら男性はアルコール性脂肪肝と非アルコール性脂肪性肝疾患がほぼ同じ割合なのに対し、女性は非アルコール性脂肪性肝疾患が圧倒的に多いからです。お酒をそれほど飲まないのに肝臓に脂肪が溜まってしまう主因は、いうまでもなく、糖質のとりすぎです。

「私は節制を心がけているので、そんなに糖質をとっているとは思えません」という人も少なくないでしょう。でも、左のグラフを見ると、特に50**代の女性は、約414gと基準値の2倍以上をとっています**。60代でも約338g。これでは脂肪肝になるはずです。

かつて私がサッポロビール株式会社と一緒に健康調査を行なった際のアンケートでは、昼食に麺類を食べる女性が多いことがわかりました。おいしくて安くて手軽、コンビニなどでも簡単に手に入ります。しかし、**どんな麺類も糖質たっぷり**で、思う以上に肝臓の負担となります。

また、間食にスイーツを食べる女性も多くいます。そのような食習慣が積み重なって、肝臓に脂肪が溜まっていくのです。

日本人の１日の糖質摂取量

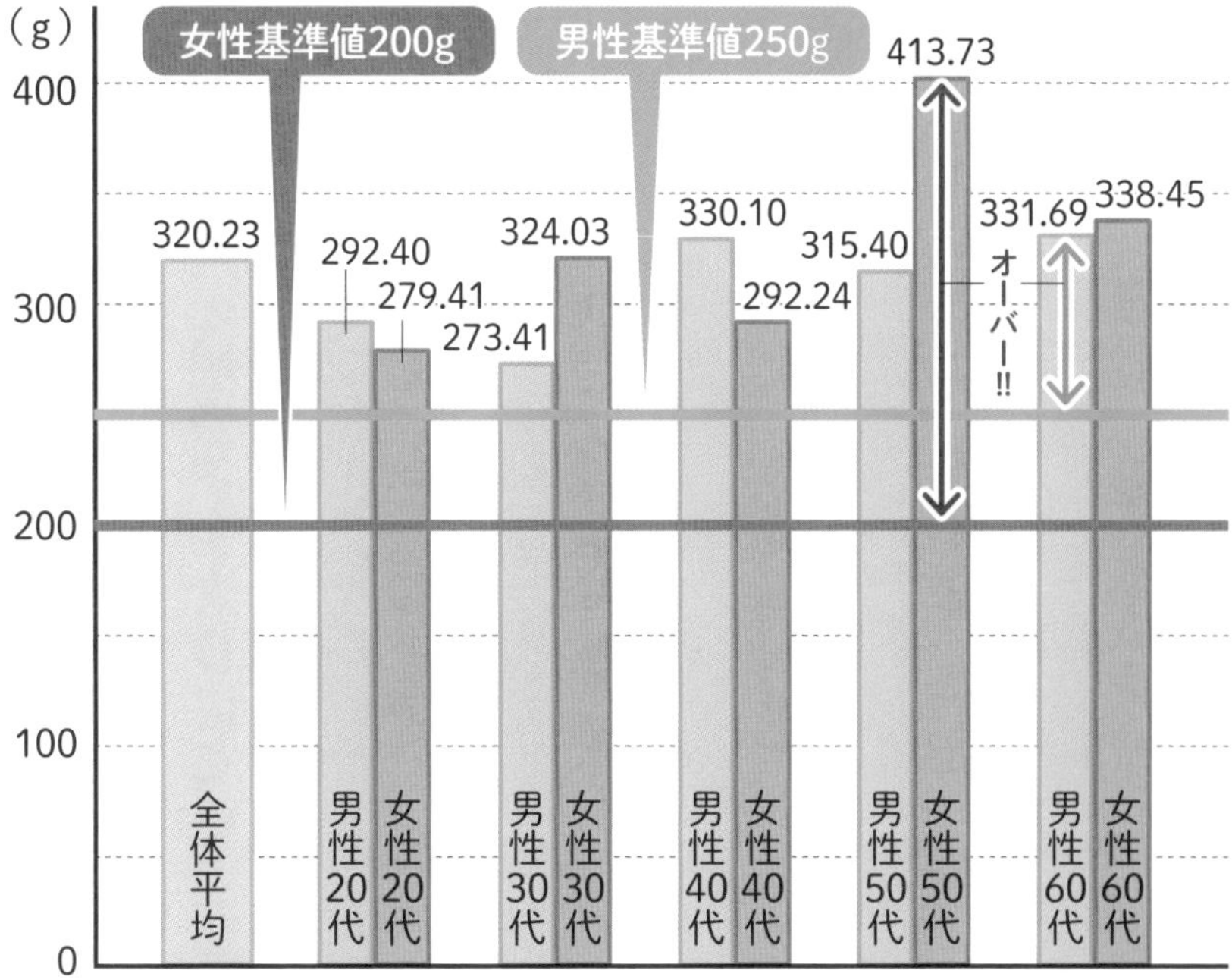

参考資料：サッポロビール株式会社が2015年に全国で実施した「食習慣と糖に関する20～60代の男女1,000人の実態調査」より。
調査監修：栗原毅

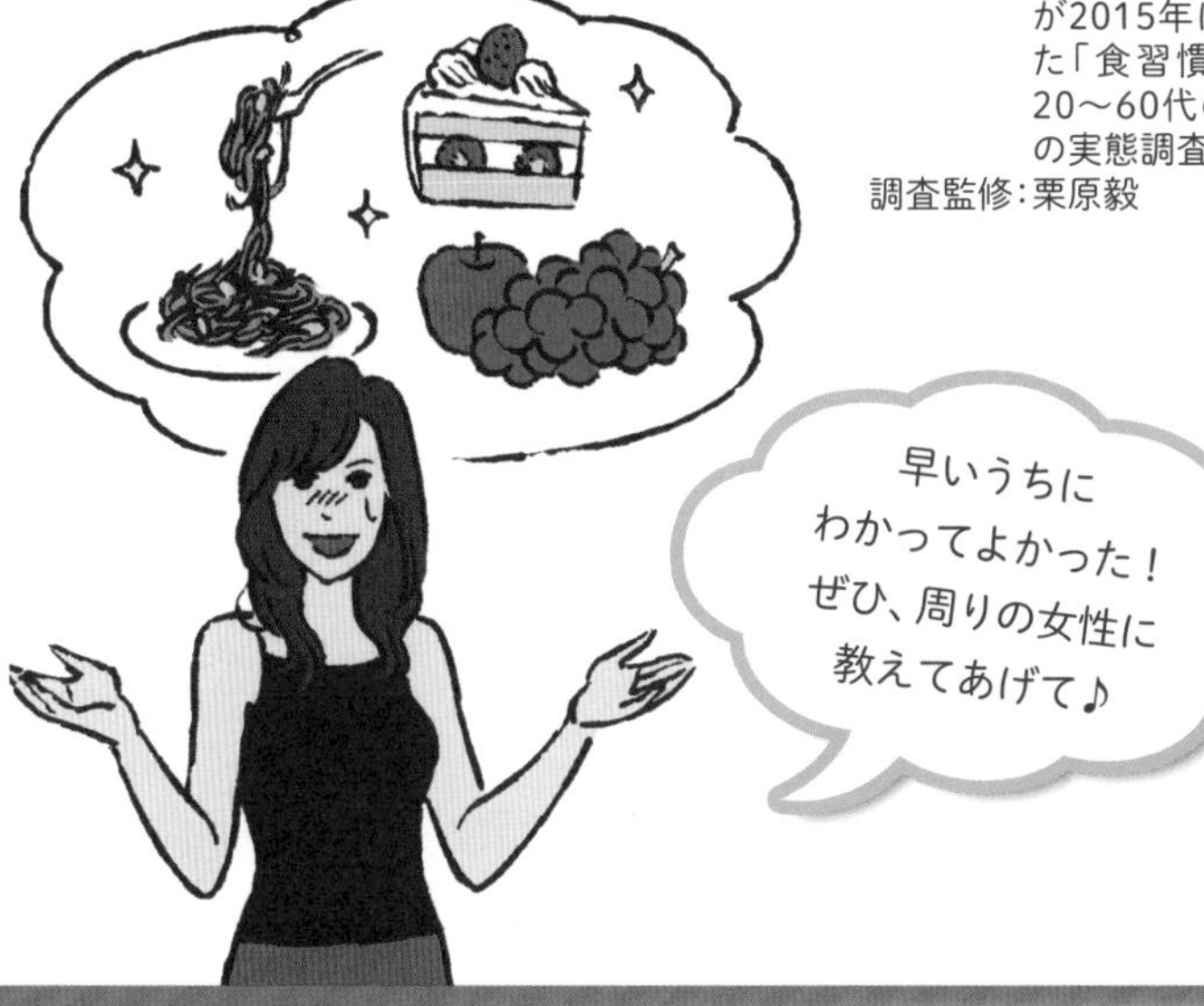
早いうちに
わかってよかった！
ぜひ、周りの女性に
教えてあげて♪

25 健康な老後は、30代からの食生活で決まる

筋肉を増やすと太りにくく、元気になる

糖質を減らした分、たんぱく質を多くとれば、「しっかり食べたなあ」という満足覚を味わえます。そのうえ、十分なエネルギーを補って筋肉を増やすことにもつながります。

一般的に「ダイエットは食事と運動が両輪」といわれますが、実は運動によって消費されるエネルギーはさほど多くありません。生命を維持するために**臓器や脳、筋肉が消費している「基礎代謝」のエネルギーのほうが、何倍も多いのです。**

臓器や脳を大きく発達させることはできませんから、基礎代謝を上げるには、「筋肉」を発達させることが鍵になります。筋肉を増やせば、それだけで太りにくくなるわけです。

筋肉は何もしなければ20代をピークに減り続ける一方なので、たんぱく質の多い食事と運動で意識的に維持、増強する必要があります。それなのに女性には、筋肉を減らすような食事や生活をしている方が大勢います。そういう方のほとんどに脂肪肝の症状が！　老後に体が自由に動かなくなってしまう症状を**フレイル**（虚弱）といい、これを防ぐためにも30代から**糖質を控えめにし、たんぱく質を十分に摂取**するべきです。

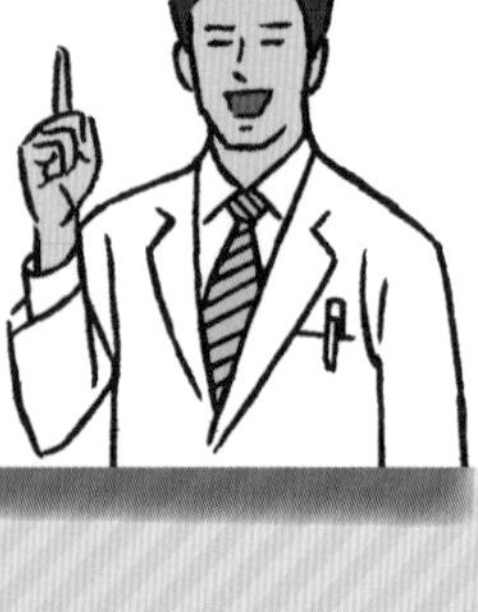

フレイルの状態とは？

健康 → プレ・フレイル → フレイル → 要介護

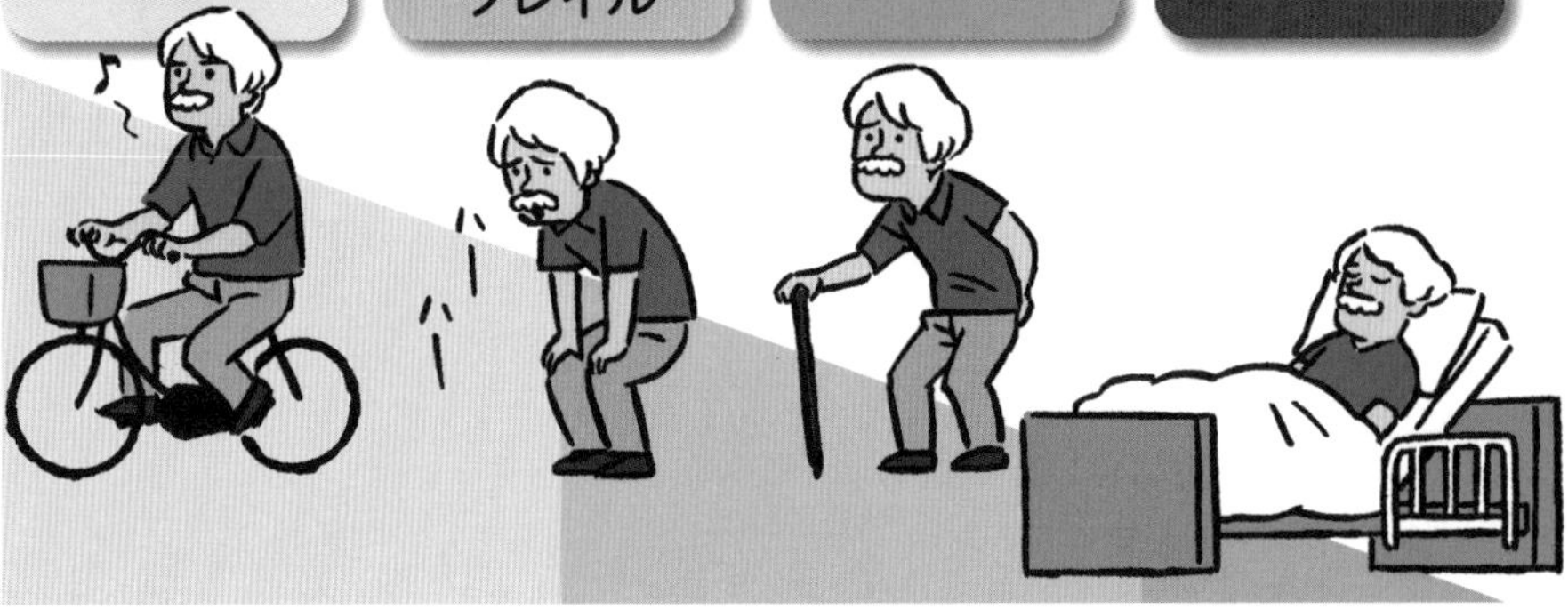

加齢 →

フレイルのサイン

3項目以上当てはまれば、フレイルの可能性がある！

- □ 食事中にむせることが増えた
- □ 週に1度、軽い運動や体操をしていない
- □ つまずくことが増えた
- □ 食べこぼしが増えた
- □ 青信号のうちに横断歩道が渡りきれない
- □ わけもなく疲れやすくなった（疲労感）
- □ やる気が減退した
- □ 2ℓのペットボトルが片手で持てない
- □ 6カ月で2kg以上の意図しない体重減少があった
- □ ペットボトルのふたが開けにくくなった

筋肉がすっかり衰えてから増やすのは至難のワザ

若いうちからのたんぱく質の摂取と運動が、フレイル予防の最善策！

26 ダイエットに成功したければ、カロリー計算をやめなさい

1カ月0・5kgなら、4カ月で2kgもやせると考えよう

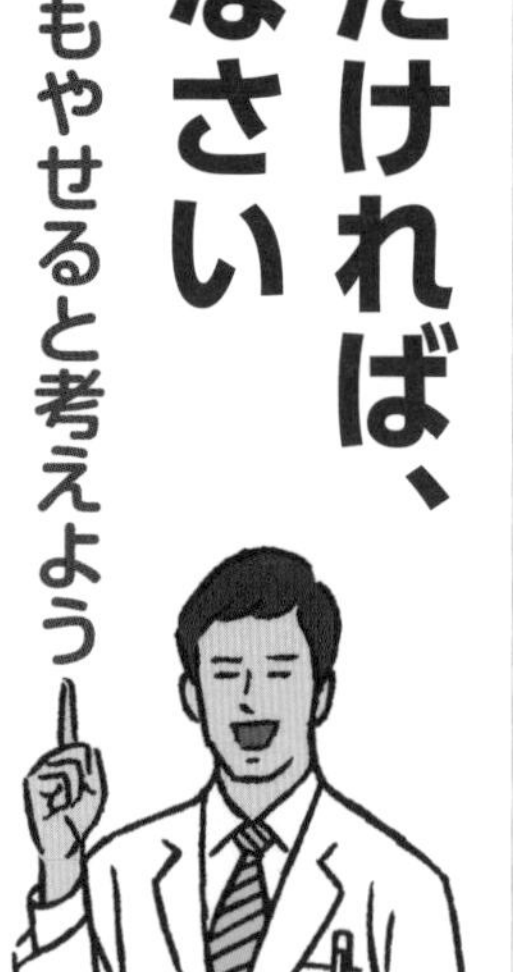

ダイエットと聞けば、「いつも挫折するんだ。もうダメ〜」と嘆く人がいます。挫折の原因は、決まって次の2つだと私は思っています。

失敗原因① カロリー制限

失敗原因② 高すぎる目標設定

まず①のカロリー制限は、**「摂取カロリーを消費カロリーより少なくすればやせる」**というもので、一見、理にかなっているように見えます。しかしカロリーの高い食品は、主にたんぱく質と脂質で、肉、卵、牛乳、魚、食用油などを減らすと、本能が「必須栄養が足りない!」と感じて食欲が暴走し、猛烈なリバウンドが起こるのです。空腹ストレスのない「糖質ちょいオフ・ダイエット」なら、そうはなりません。

次に②の目標設定ですが、「1カ月で3kgやせる」「3カ月で体重2割減」といった大目標は、並外れて強い意志を長く保てなければ、達成できるものではありません。仮に達成できてもリバウンドが起こり、「低栄養性脂肪肝」と呼ばれる脂肪肝になることもあります。私がおすすめするのは、**月に0・5〜1kg程度**。それでも半年続ければ、**3〜6kgもの減量**になるのです。

カロリーダイエットで控えるもの

- ステーキ
- ハンバーグ
- 焼肉
- とんかつ
- 焼き魚
- 刺身
- 卵焼き
- 牛乳
- お菓子　……など

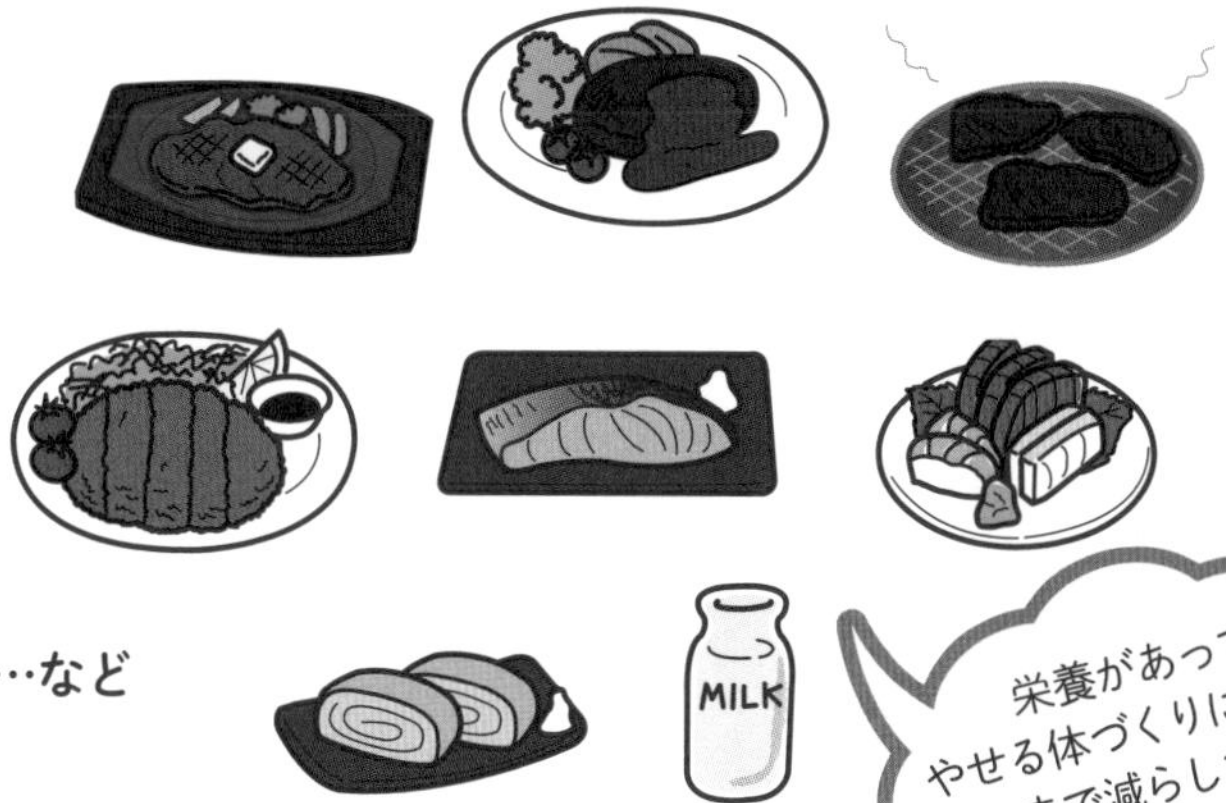

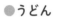

栄養があって
やせる体づくりに必要な
ものまで減らしてしまう
ところに落とし穴が！

糖質ダイエットで控えるもの

- うどん
- パン
- スパゲティ
- 白飯
- お菓子
- ポテトサラダ

……など

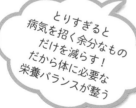

とりすぎると
病気を招く余分なもの
だけを減らす！
だから体に必要な
栄養バランスが整う

**カロリーオフと、糖質オフとでは、
控えたい食べ物が大きく異なる！**

27 たった1つのズボラワザですべての数値が改善したケース

ただ、これをやめるだけでいい!

脂肪肝の治療のための食生活改善というと、まず脂っこいものを減らすと考えがちですが、それ以上に気を付けたいのは糖質です。日常的に糖質をとりすぎていると、脂肪肝になりやすいことがわかっています。特に果物の果糖は吸収がよく、中性脂肪になりやすいため、注意が必要です。

「夫の健康診断の結果が、あまりよくないんです」と、Bさん(62歳・男性)ご夫婦が来院したとき、奥さんは沈んだ表情でいいました。聞くと奥さんは健康マニアで、健康番組ばかり観て、健康食にはウォーキングも欠かさないそうです。さらに話を聞くと、2人は朝食に必ずフルーツを食べていることがわかりました。キウイとバナナをベースに、旬のものを欠かさないといいます。

フルーツの食べすぎは、糖尿病や脂肪肝を悪化させます。私は、フルーツの習慣をやめるように助言しました。やめた直後から夫の血液検査のすべての数値が改善し、3カ月後には、ヘモグロビンA1cも基準値に入りました。

果物は、**旬《しゅん》の味わいとして楽しむ**程度がおすすめ。毎日食べたい人は**1日に半分**を目安にして、朝食時に食べましょう。

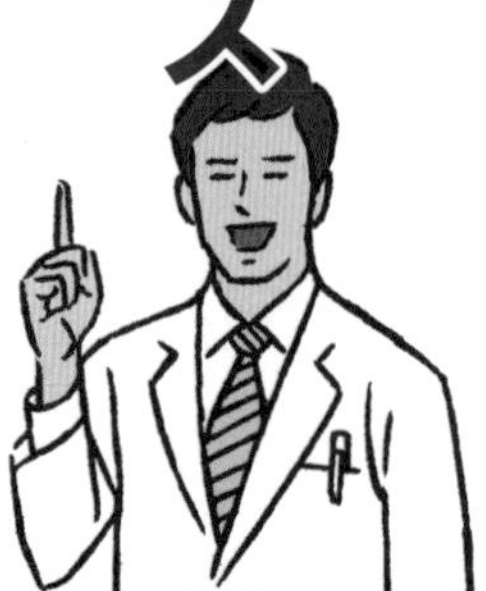

62歳・男性Bさんの血液検査値の変化

各目標値	計測日	2/20	3/22	4/19	5/22
AST	16(IU/ℓ)以下	**20**	18	17	16
ALT	16(IU/ℓ)以下	**21**	18	16	13
γ-GTP	0-80(IU/ℓ)以下	43	35	35	38
HbA1c	4.6-6.2(%)	**10.4**	8.1	6.9	6.1
血小板数	13万～37万(μℓ《マイクロリットル》)(13～37×10⁴／μℓ)以下	23.6	21.6	23.9	21.6
グルコース	70-109(mg/dℓ)	105	106	98	105
アルブミン	4.5(g/dℓ)以上	4.6	4.8	4.7	4.6

フルーツの食べすぎをやめた日

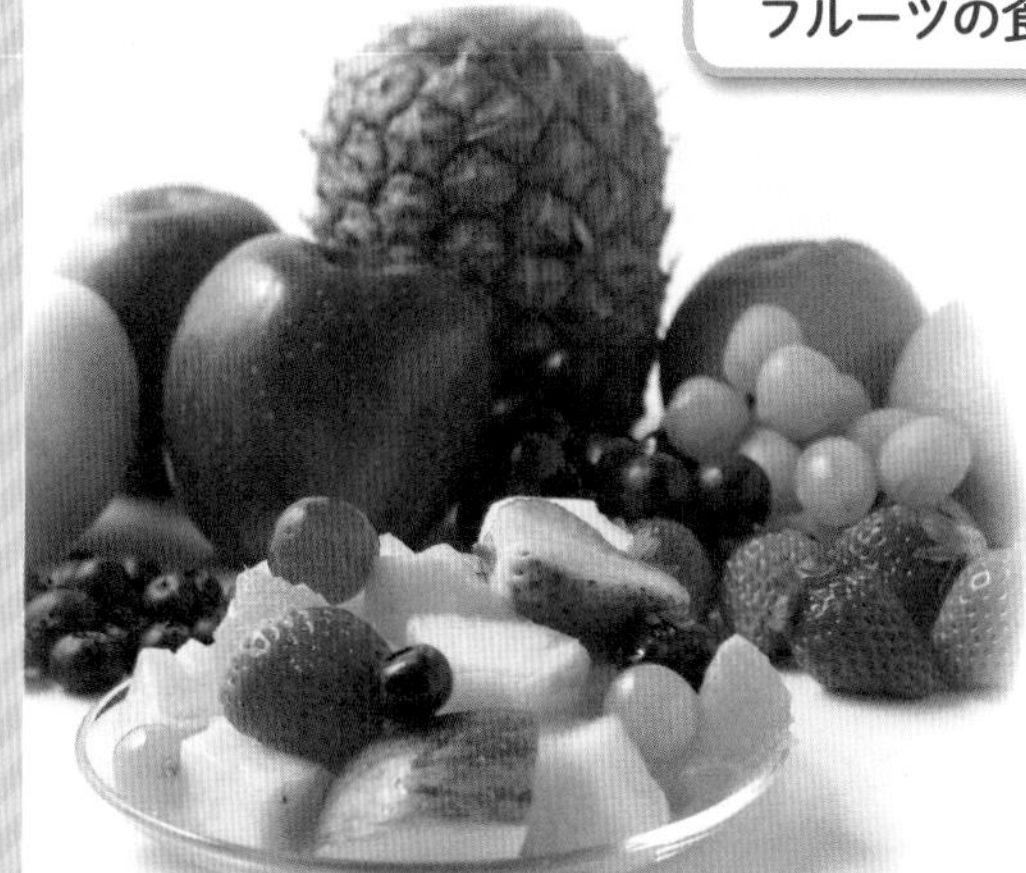

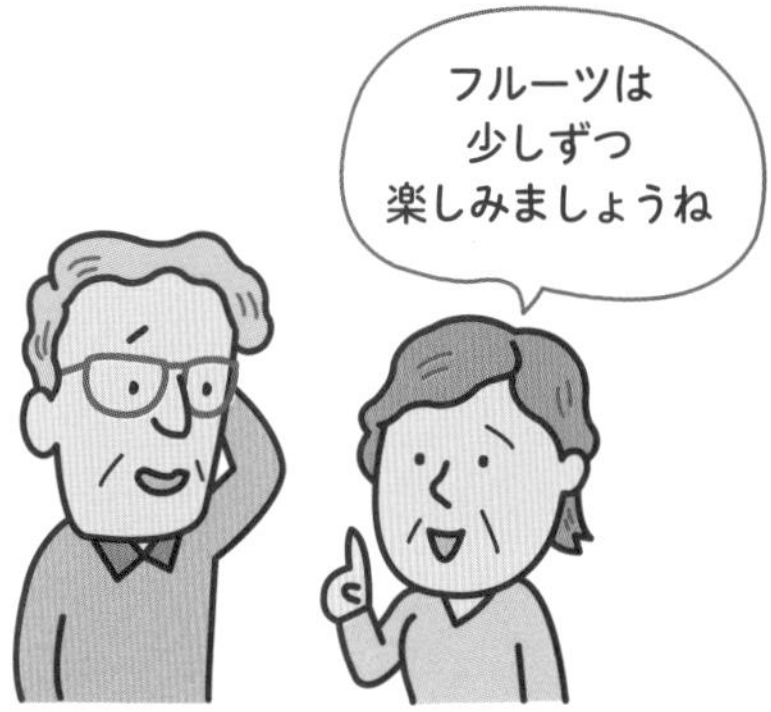
フルーツは
少しずつ
楽しみましょうね

28 なぜフルーツがラーメン同様に肝臓の毒になりうる？

果糖は、ダイレクトに中性脂肪になる

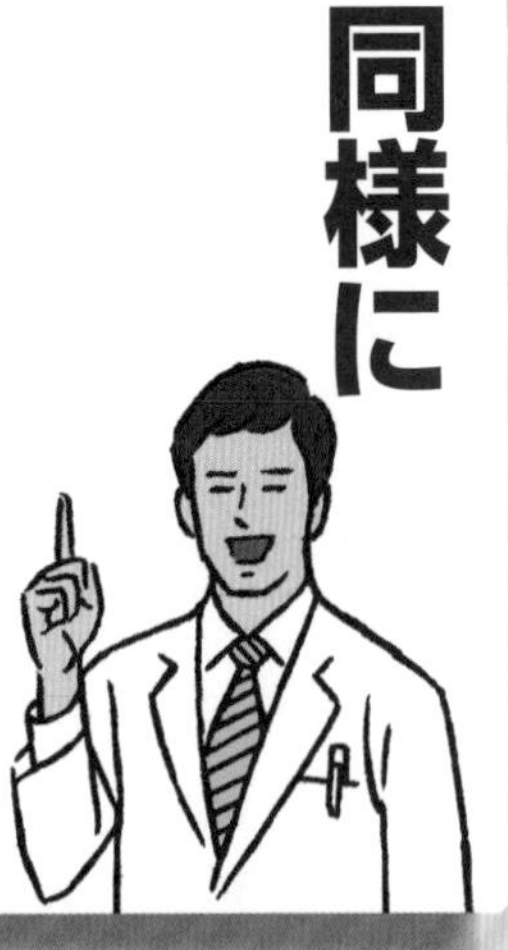

フルーツは、体にいいミネラルやビタミンを豊富に含みます。**しかし現代のフルーツは、品種改良が重ねられ、昔より糖度が高くなりました。**

フルーツの糖質の大半は果糖です。

血糖値というのはブドウ糖の血中濃度ですから、果糖で血糖値が上がることはありません。しかし、**果糖は糖質の中で最も吸収されやすく、しっかりとエネルギーに使われます。**

さらに肝臓に取り込まれた果糖は、ブドウ糖にも変換されますから、糖尿病も悪化させます。また、ダイレクトに中性脂肪にも代謝され、脂肪肝の原因になってしまうのです。ですから過食や常食は、避けるべきです。**深夜の果物は、お酒を飲んだあとのシメのラーメンと同じ**だと思ってください。

左図は果糖の血糖値への影響を調べた実験の結果です。バナナ2本を食べてもらい、血糖値の変化を測りました。バナナ1本には、約21gの糖質が含まれていますが、確かに2本食べても血糖値はほとんど上昇していません。ですが、しっかりとエネルギーになり、中性脂肪になるのです。

フルーツの食べすぎには、くれぐれも注意してください。

バナナ２本を食べたあとの血糖値の変化

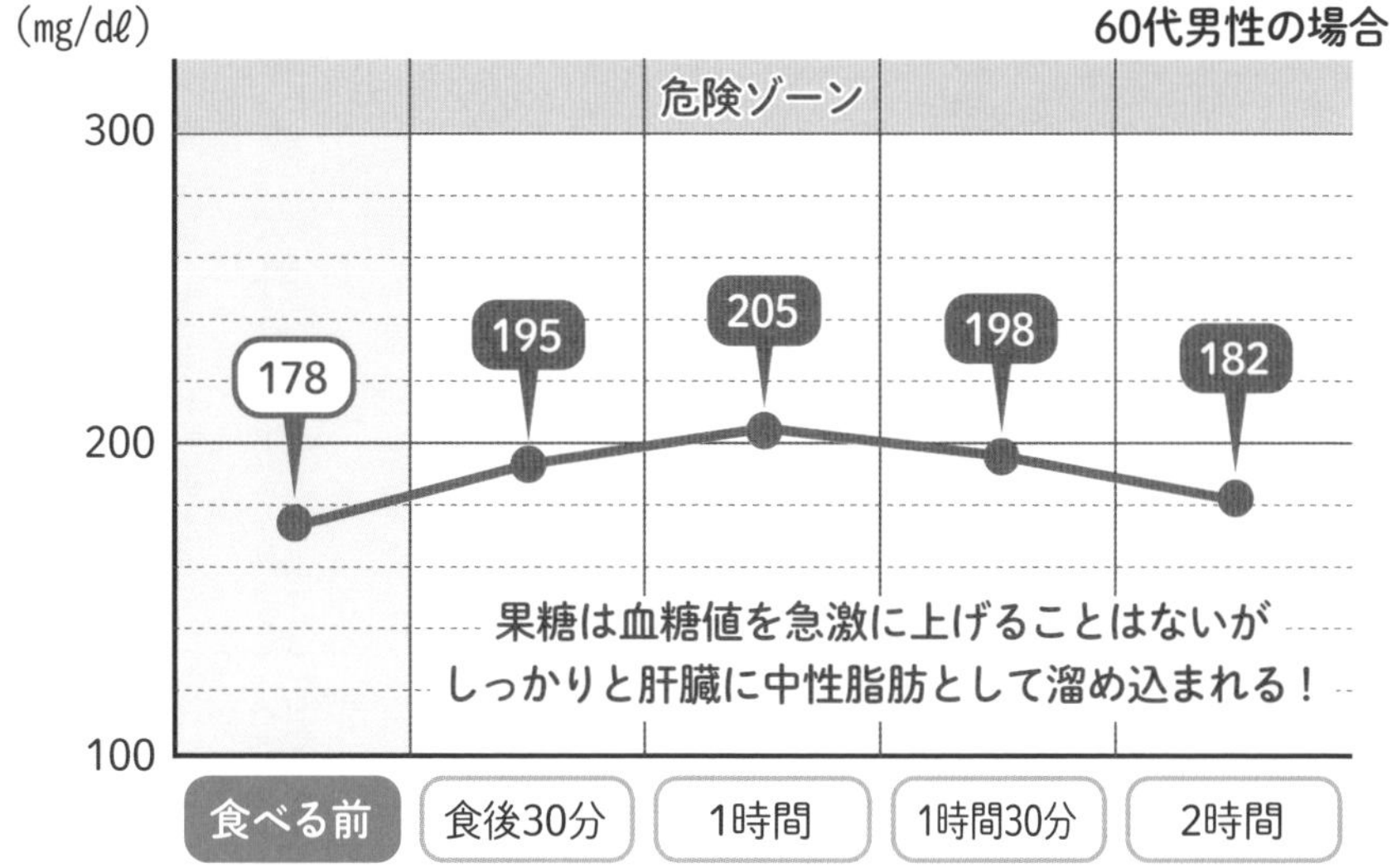

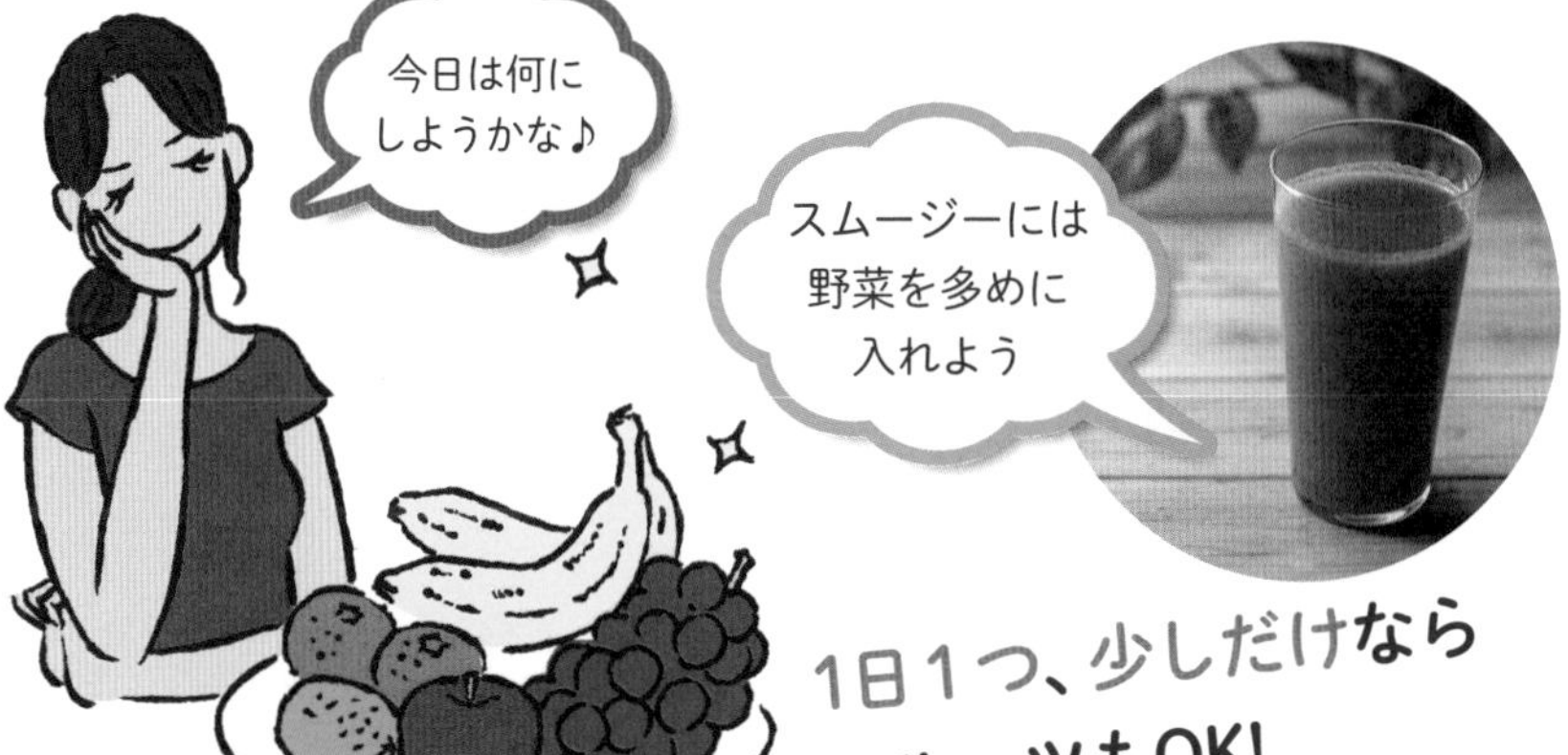
今日は何に
しようかな♪
スムージーには
野菜を多めに
入れよう

1日1つ、少しだけなら
フルーツもOK!

フルーツは要注意！

果糖はダイレクトに血糖値を上げないものの、肝臓には中性脂肪として溜まっている！

29 スムージーもスポーツドリンクも、ここに注意！

水分補給は、糖質のないお茶や水が一番

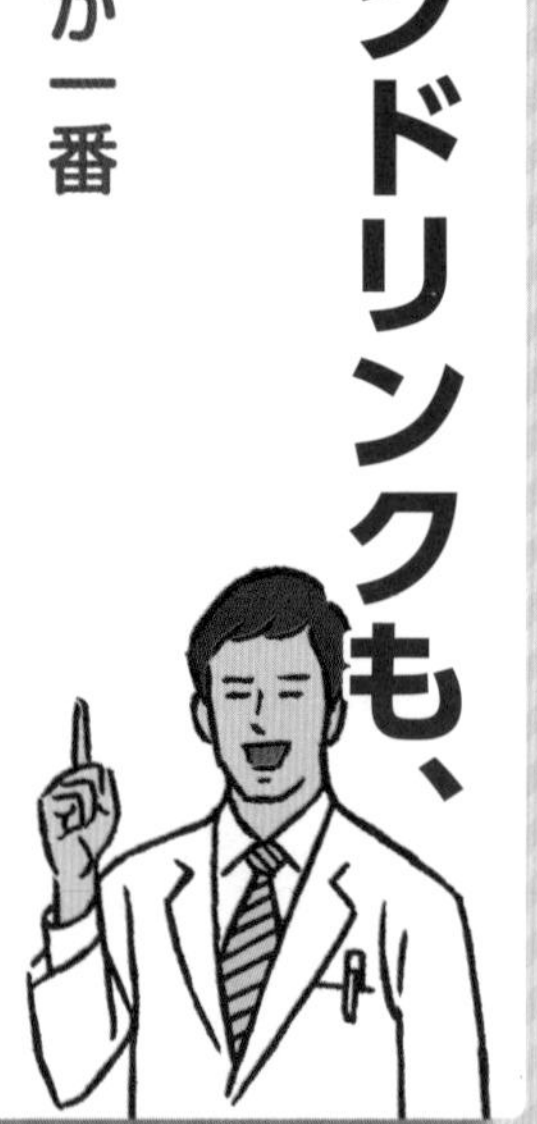

フルーツをたくさん食べる習慣がある人は、それをストップすれば、確実に脂肪肝が改善します。

フルーツや野菜をミキサーにかけた飲み物である**スムージーを常飲するのも同様**で、食物繊維やビタミンを摂取できるのは長所ですが、同時に果糖も過剰にとっていることに留意したほうがいいでしょう。飲むなら、野菜を多めに入れること。

さらに問題なのは、**市販のフルーツジュース**や**野菜ジュース**です。飲みやすく、おいしくするために、自然なジュースに糖質を加えている商品が多くあり、知らず知らずに糖質を過剰摂取していることがあります。

市販のスポーツドリンクには「**果糖ブドウ糖液糖**」という甘味料が含まれています。

これは、**1960年代にアメリカで開発された液体甘味料**です。トウモロコシやジャガイモなどからつくられる果糖が50％以上、90％未満のもののこと。この甘味料はとても安価に製造できるうえ、いろいろな製品に混ぜやすく、冷やしても甘味が損なわれないので、多くの清涼飲料水やスイーツなどの加工食品に使われるようになりました。

そのため私たちの多くが、この果糖ブドウ糖液糖

飽食の時代、常識は変わった！ 糖質の多いフルーツはこれ

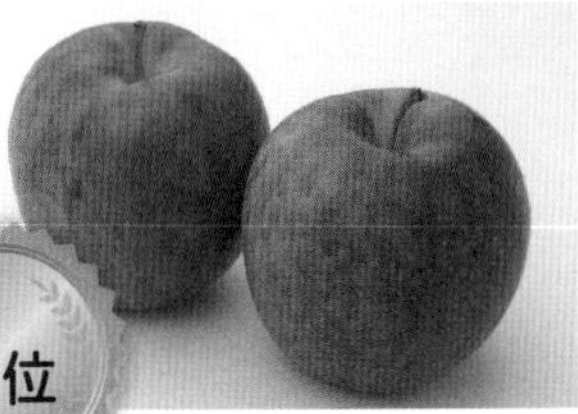

1位

りんご

基準量　250g（1個）

糖　質　35.3g

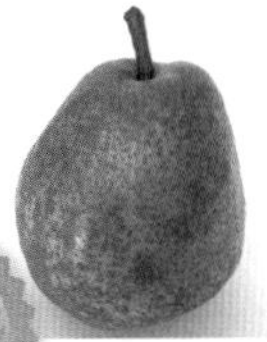

2位

洋なし

基準量　250g（1個）

糖　質　31.3g

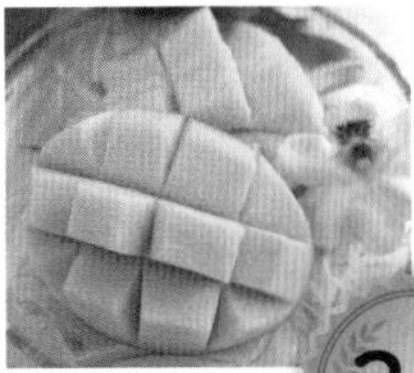

3位

マンゴー

基準量　200g（1個）

糖　質　31.2g

	基準量	糖質(g)
柿	180g（1個）	25.7
バナナ	100g（1本）	21.4
はっさく	200g（1個）	20.0
グレープフルーツ	210g（1個）	18.9
桃	170g（1個）	15.1
オレンジ	130g（1個）	14.0
キウイ	85g（1個）	9.4

出典：文部科学省 科学技術・学術審議会 資源調査分科会編「日本食品標準成分表 2015」（政府刊行物：独立行政法人 国立印刷局発行）

イチゴ、サクランボ、
スイカは
糖度が比較的低いので
おすすめ！

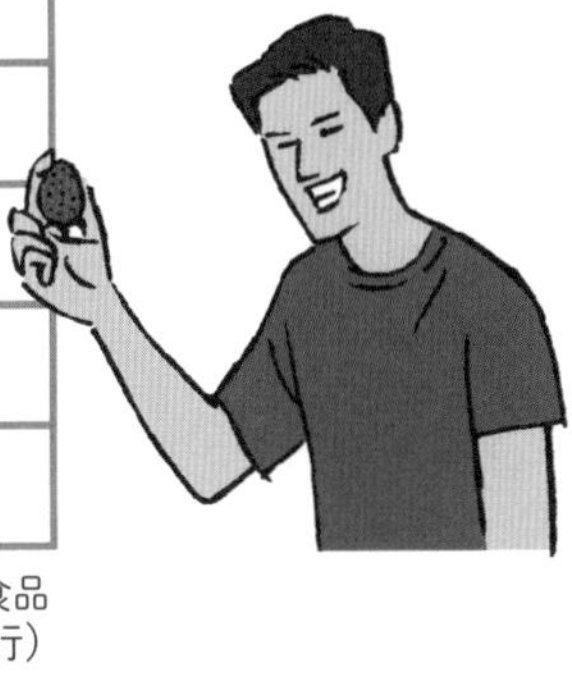

の形で、そうと知らずに果糖をとりすぎている可能性があります。

『トロント最高の医師が教える世界最新の太らないカラダ』の著者であるジェイソン・ファン博士は、**果糖ブドウ糖液糖の発明によって果糖の摂取量が増加**し、アメリカの若者は1日に約73gも糖質をとるようになり、それが肥満の増加につながっていると指摘しています。

飲むなら何がいい？

ストレスは非アルコール性脂肪肝炎（NASH）の発症に影響を及ぼしますが、緑茶に含まれるカテキンが体内、特に肝臓で発生する活性酸素を消去してくれることがわかってきました。

また、**飲むだけでなく、カテキンの有効成分の70％が茶殻にあることから、これを食べること（食べるお茶：菜茶《さいちゃ》）も脂肪肝対策に効果的です。**

さらにはインスタントでない、豆を挽《ひ》いて淹《い》れたコーヒーも、肝臓にいいことが知られています。

肝臓はすべての臓器の中で、活性酸素に弱い臓器です。とくに脂肪肝からNASHに進展する過程には、活性酸素が大きく関与します。

知っておきたい新常識

活性酸素は「鉄分」から発生しますので、**鉄分を多く含む「レバー」と「シジミ」は肝臓に負担をかける正反対の食事療法です。**また、たばこ、ストレス、紫外線も活性酸素を発生させますので、脂肪肝では避けたいところ。

薬剤も肝臓に負担をかけますので、服用する薬剤は必要最低限に。その代わりにおすすめは、次章で紹介するチョコレートに他なりません。

第4章

「チョコ」と「お酒」の新健康習慣

おいしくって血流や免疫力もアップ！

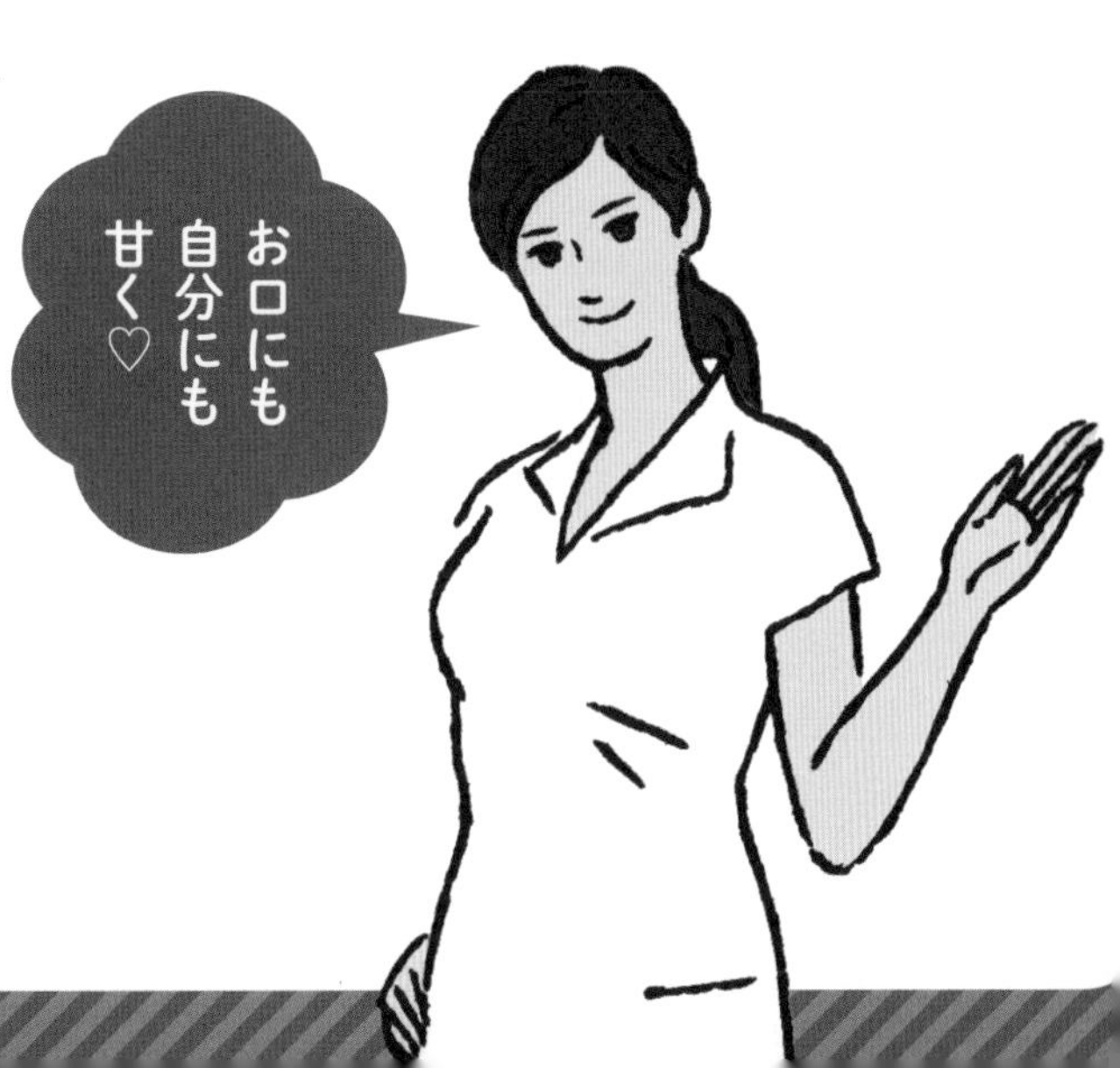

30 「頑固な脂肪肝」には、この秘策をプラス♡

プラスアルファに最適の健康食品

軽い脂肪肝は糖質ちょいオフ・ダイエットを短期間実行すればよくなりますが、次のような頑固な脂肪肝は、なかなか改善しにくいのが現実です。

- **健康診断などで、肝細胞のダメージの程度を表すALTが80IU／ℓ以上と診断された**
- **血糖値が高い**
- **高中性脂肪血症と診断された**
- **歯周病がある**
- **日本酒で3合以上に相当するお酒を毎日飲む**

これらに該当する人は、糖質ちょいオフ・ダイエットを継続しつつ、プラスアルファの健康習慣を励行するのがおすすめです。その**「高カカオチョコレート」**を活用する方法を紹介しましょう。

高カカオチョコレートとは、カカオ分を多く含むチョコレートのこと。一般的なチョコレートのカカオ分が30〜40％ほどなのに対し、高カカオチョコレートは60〜90％以上です。ダークチョコレートとかビターチョコレートと呼ばれることもありますが、私がおすすめするのは、**カカオ分が70％くらいのチョコレート**です。80％、90％でもいいのですが、効果はさほど変わらないうえ、苦くて食べづらいかもしれません。

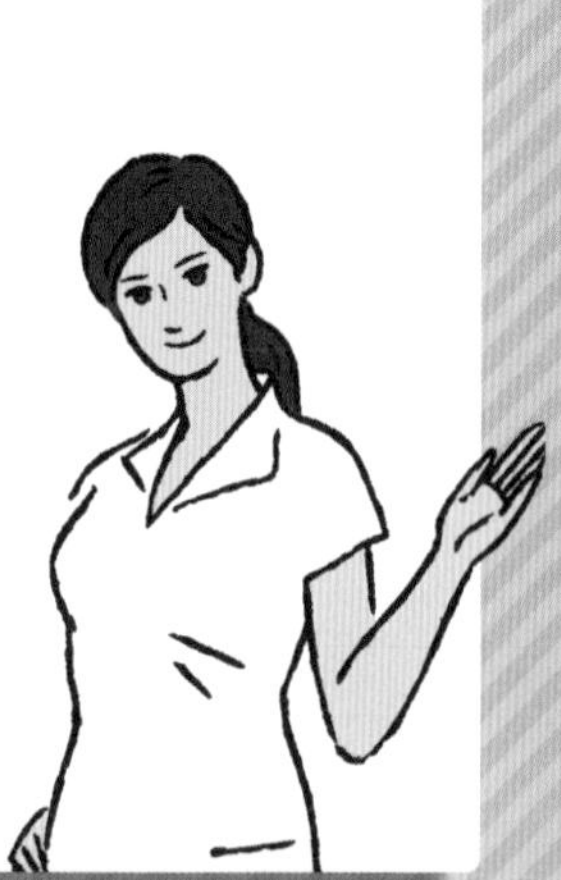

高カカオチョコレートの特徴

1. カカオ分が60〜90%
2. 糖分は少ない
3. カカオポリフェノールを多く含む

チョコレートとココアに含まれる栄養成分（100gあたり）

	ダークチョコレート	ミルクチョコレート	ホワイトチョコレート	ピュアココア（粉末）
糖質（炭水化物）（g）	33.5	55.8	50.9	42.8
食物繊維（g）	11.9	3.9	0.6	23.9
ポリフェノール（mg）	2533	700	微量	4100
エネルギー（Kcal）	569	558	588	271
たんぱく質（g）	10.7	6.9	72	18.5
脂質（g）	41.1	34.1	39.5	21.6

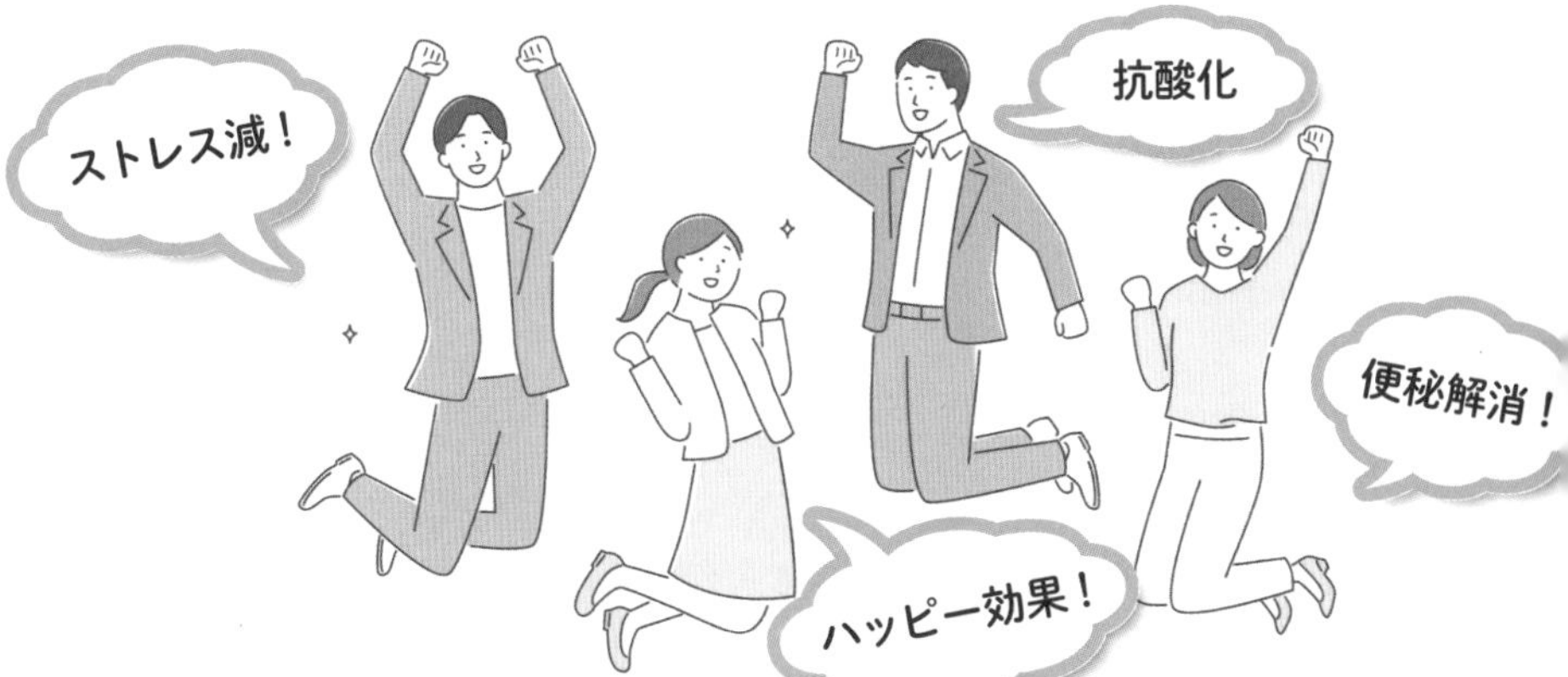

31

5gを1日5回食べるだけ。おいしい超簡単健康法

カカオポリフェノールは健康の強い味方

高カカオチョコレートは多くの有効成分を含んでいますが、**脂肪肝や生活習慣病に最もいいのは、カカオポリフェノール**です。

ポリフェノールとは、植物が持つ色素や苦味の成分で、強い抗酸化作用があります。酸化とは、酸素が結びつくことによって物質が変化してしまうことで、私たちの体内でも起こっています。取り込まれた酸素の一部は、**体内で活性酸素に変化して細胞などを酸化させ、老化の要因になります。**

また、活性酸素が血液の成分と結びつくと、血液がドロドロになってしまいます。ポリフェノールは抗酸化作用によって、脂肪肝などの生活習慣病から私たちの体を守ってくれるのです。

ポリフェノールを多く含む優良食材として赤ワインや紅茶もよく知られていますが、高カカオチョコレートは、赤ワインの約5倍とダントツに多いのです。小分けで市販されている**5gの高カカオチョコレートを1日5回、合計25g**食べるのがベストです。食物繊維も豊富に含まれ、糖の吸収をゆるやかにするその効果を生かすために、**朝昼晩の食前に3回**。あとは一度にたくさん食べてもパフォーマンスがよくないので、食間に2回です。

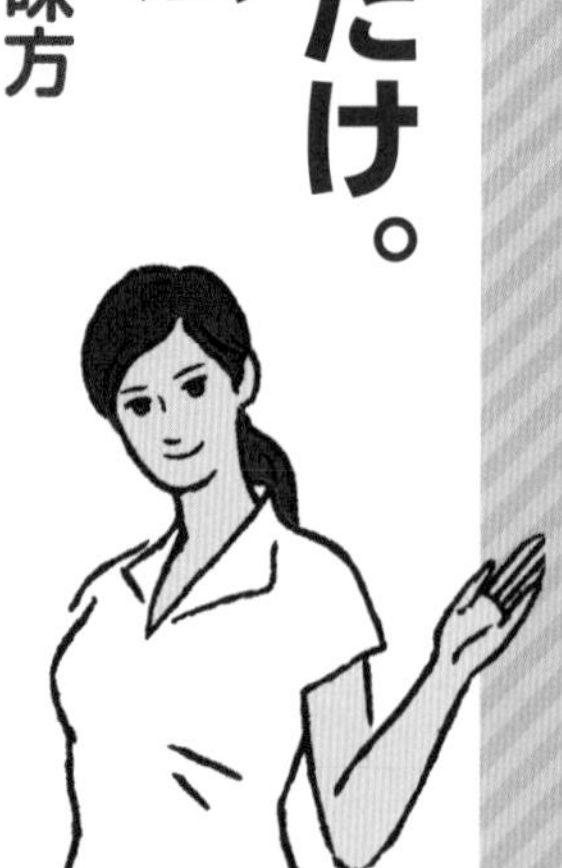

優良食材に含まれるポリフェノール量

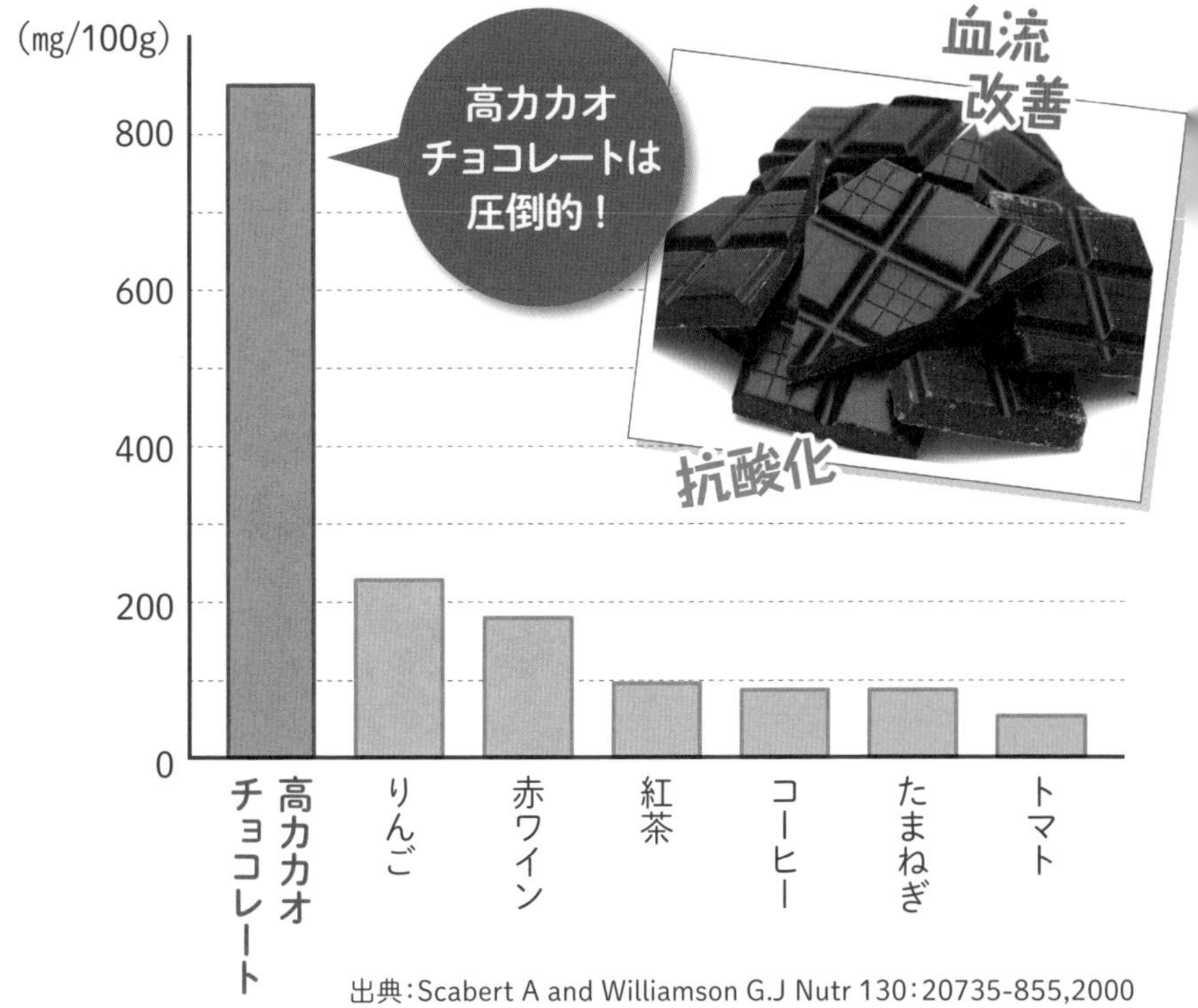

出典：Scabert A and Williamson G.J Nutr 130：20735-855,2000

> 5gを、1日5回、毎日食べる習慣を作ろう！

1日あたり、板チョコなら約半分。5g程度の小分け包装になっているものが便利！

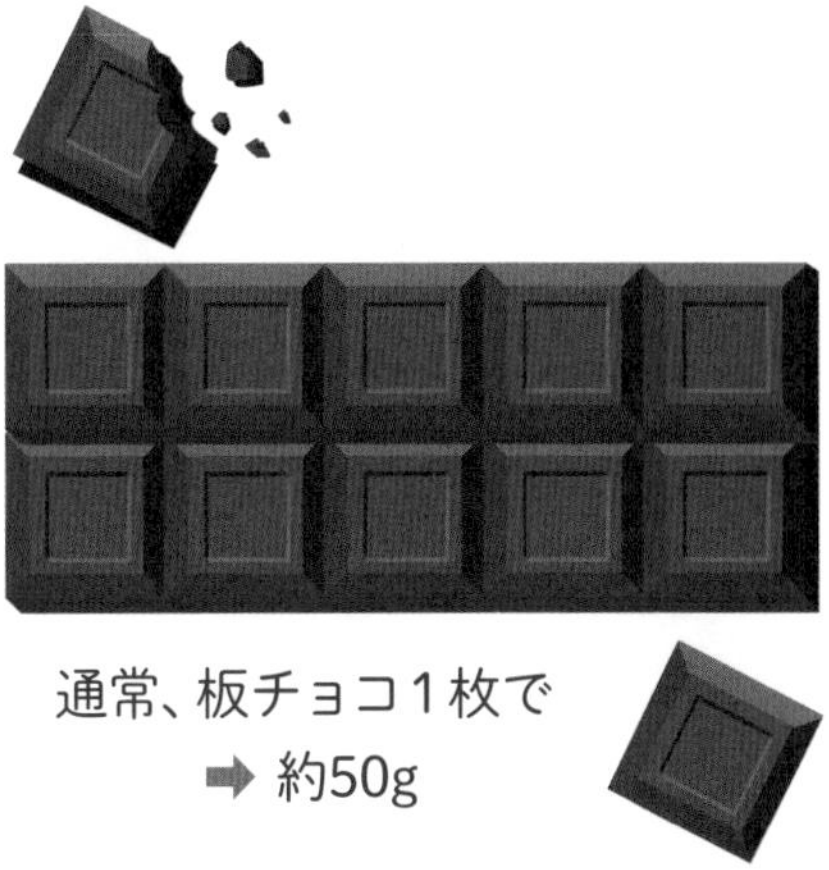

通常、板チョコ１枚で
➡ 約50g

32

高カカオチョコは糖尿病にもいい

高カカオチョコなら糖質、脂質も控えめ♡

高カカオチョコレートは、血糖値を下げる効果も大きいことがわかっています。「甘いチョコを食べて血糖値が下がる？　あり得ない！」と疑う人は、左のグラフを見てください。イタリアのサン・サルバトーレ病院のグラッシー先生らが行なった実験の結果です。健康な成人15人を2つのグループに分けて15日間、一方には高カカオチョコレートを、もう一方にはホワイトチョコレートを食べてもらいました。その結果、**高カカオチョコレートを食べたグループの血糖値が、明らかに下がった**ことがわかったのです。「インスリン抵抗性」も改善されていました。**インスリン抵抗性とは、臓器のインスリンに対する感受性が低くなり、インスリンの効き目が悪くなる**ことです。

高カカオチョコレートには、血糖値を下げ、インスリン抵抗性を改善するというダブルの効果があるのです。そのパワーは、カカオポリフェノールにあるとされ、世界中のさまざまな研究機関における実験でも、その効果は証明されました。ホワイトチョコレートやミルクチョコレートに比べて糖質もかなり少ないので、どうぞ安心して食べてください。

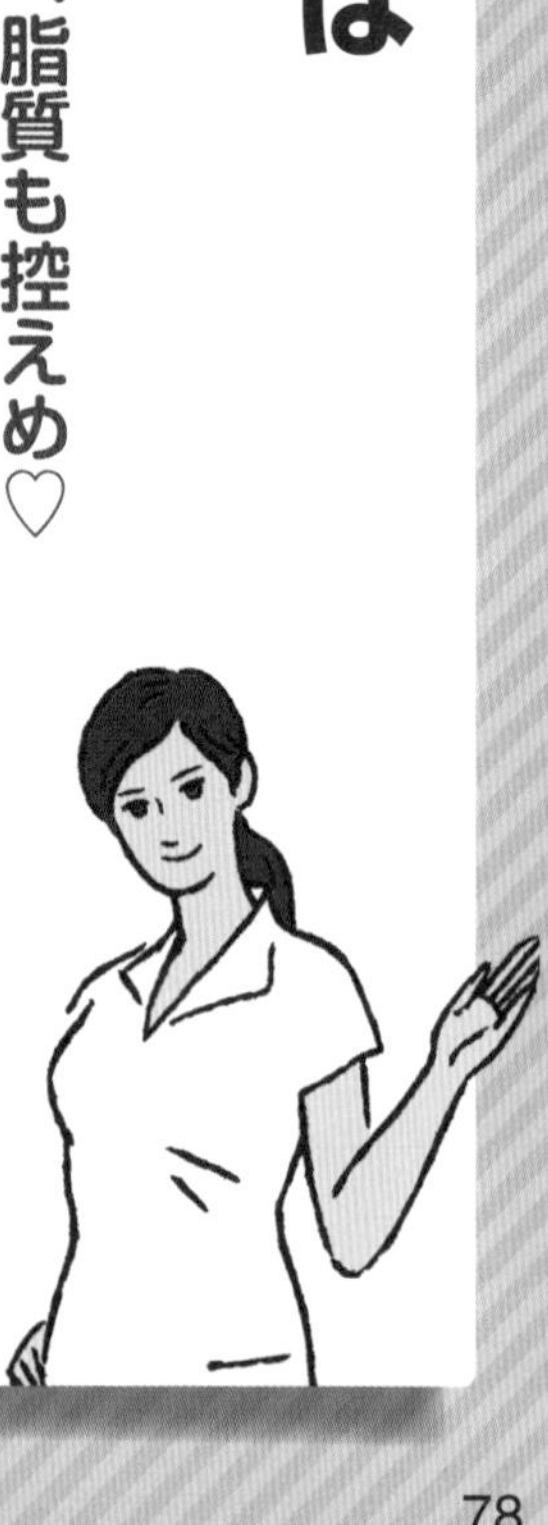

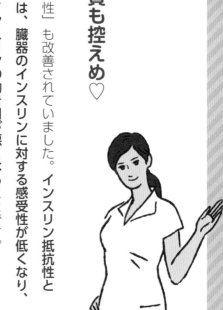

チョコレートの食後血糖値とインスリン濃度の変化

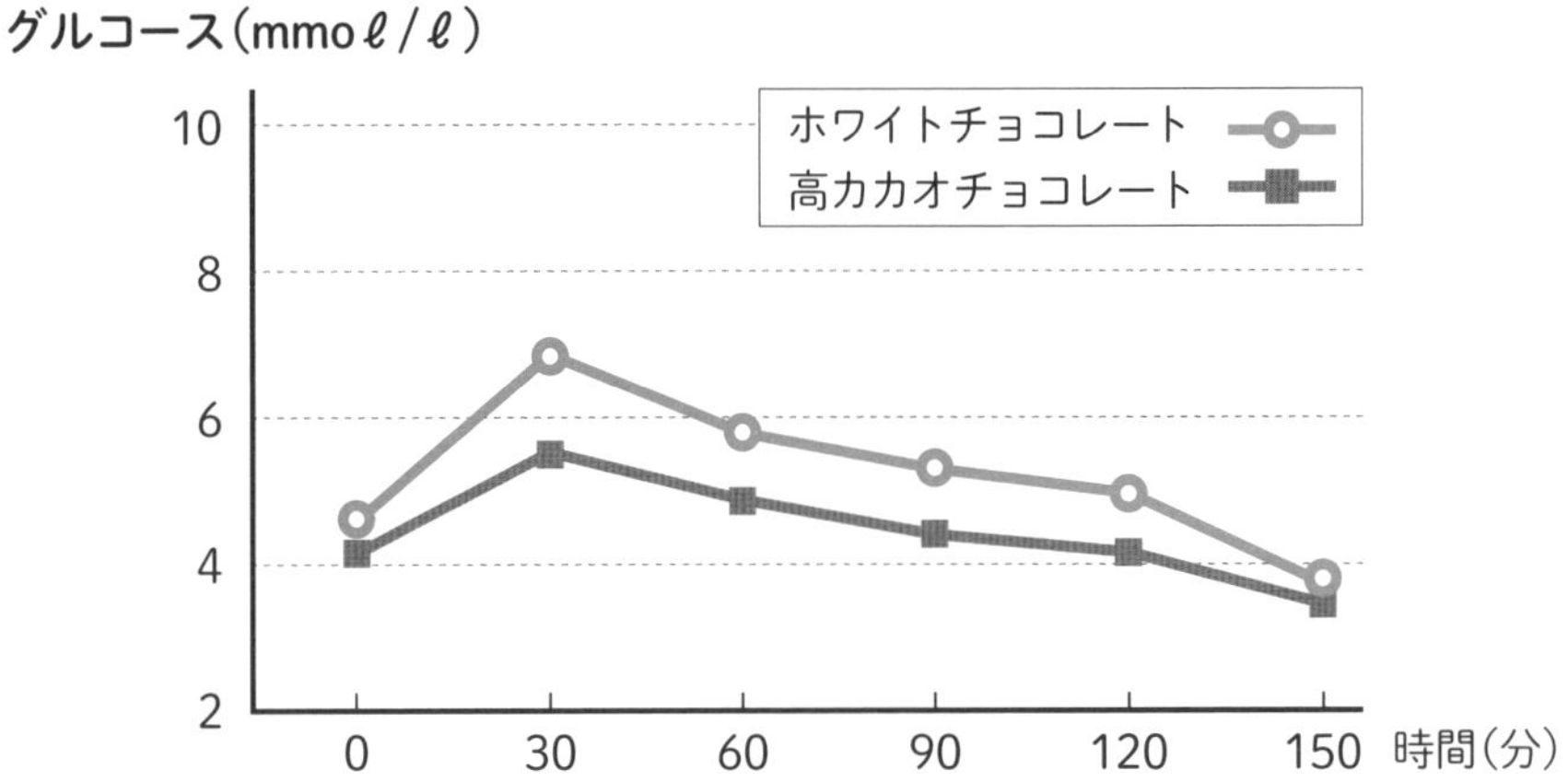

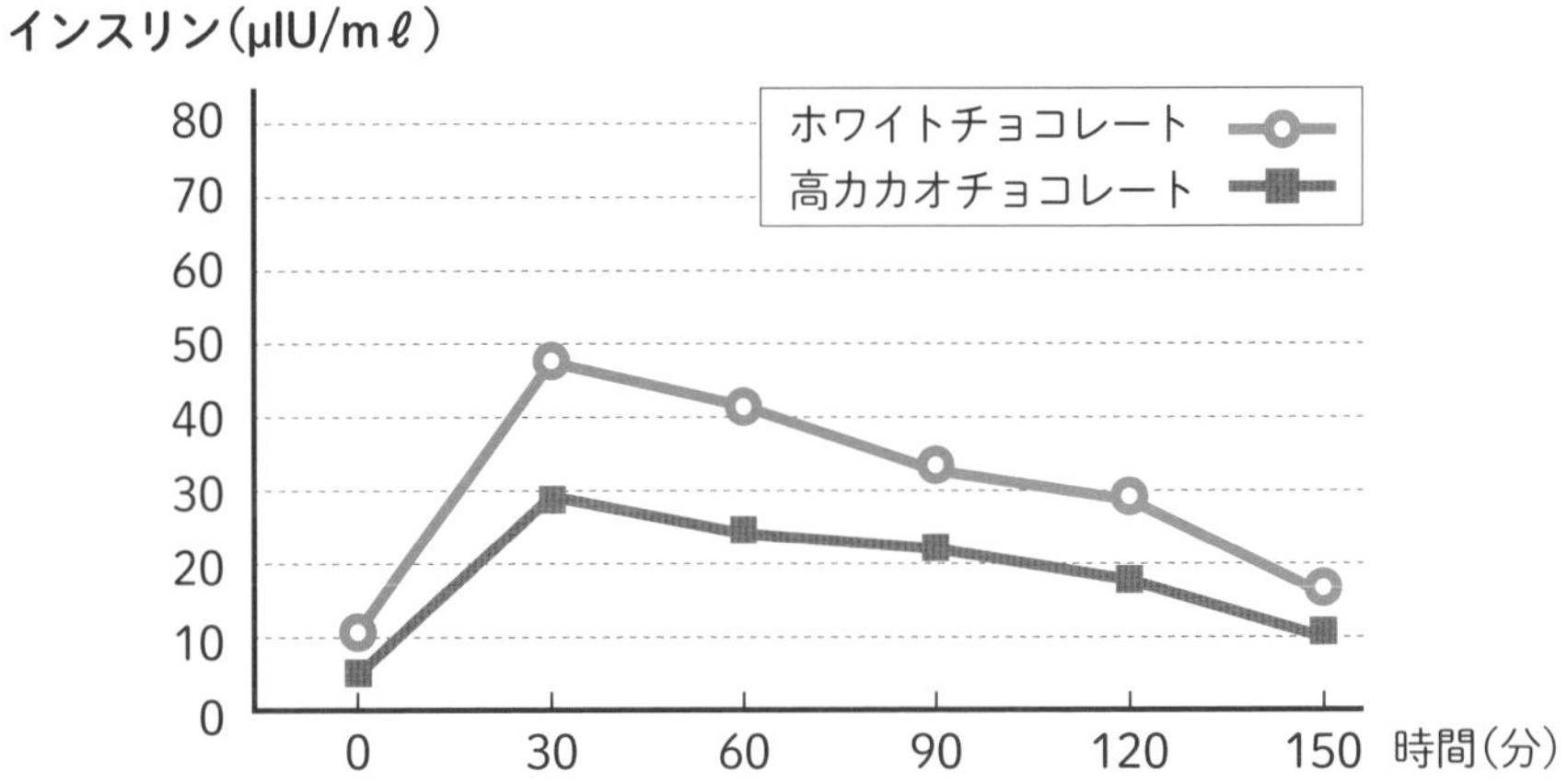

出典:Grassi D. et al.(2005). Am J. Clin. Nutrit. 81:611-614

ホワイトチョコレートは、
糖分が多いことが最大のネック!
高カカオのほうが
カカオの風味もしっかり味わえてお得!!

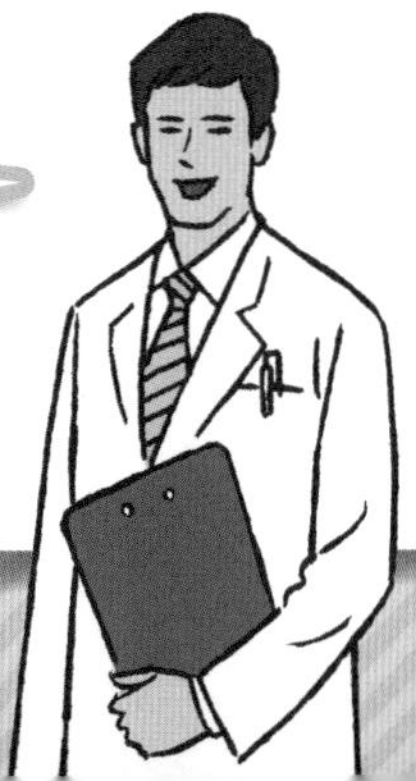

33 カカオ効果でアルブミン値アップ！ 肌もツヤツヤに！

たった3週間で素肌美人に変身できる！

Dさん（40歳・女性）は、健康診断で血糖値が高いと指摘されて、私のクリニックにやってきました。血液検査をしてみると、確かにヘモグロビンA1cが9・7％と、基準値をオーバーしています。

しかし、私が気になったのは、アルブミン値の低さでした。**アルブミン値が低いと、どことなく元気がなくなります**。Dさんも疲れた感じで、肌もツヤツヤとはいい難い状態でした。

そこで私は、高カカオチョコレートをすすめたのです。高カカオチョコレートのサンプルを渡して、「毎日、食前3回と食間2回の計5回、1粒ずつ食べてみてください」とアドバイスしました。

3週間後に診療室に入ってきたDさんを見たとき、効果が出ていることが、すぐにわかりました。顔色や表情が格段によくなっていたからです。そして血液検査をすると、**数値はすべて改善**していました。

「このまま続ければ、大丈夫です」と励ますと、Dさんは、それまでにない明るい笑顔を見せてくれました。実際、3カ月後には、アルブミンは目標値に達し、血糖値も基準値内に入ったのです。

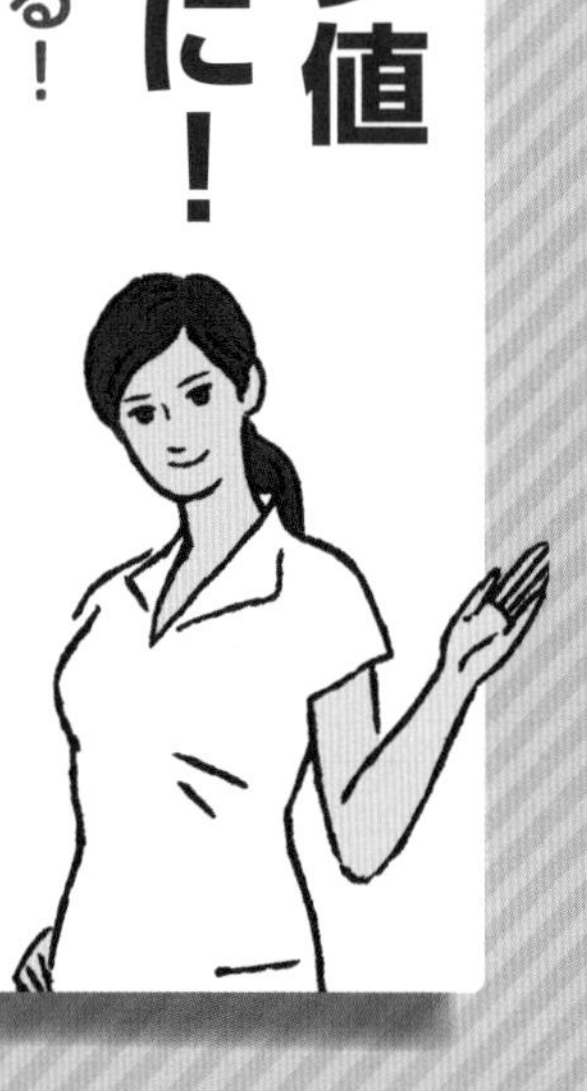

40歳・女性Dさんの血液検査値の変化

各目標値 ＼ 計測日		3/12	4/5	5/17	6/26
AST	16（IU/ℓ）以下	38	15	13	13
ALT	16（IU/ℓ）以下	33	25	21	16
γ-GTP	0-80（IU/ℓ）以下	32	23	26	24
HbA1c	4.6-6.2（%）	9.7	8.4	6.3	5.9
血小板数	13万～37万（μℓ《マイクロリットル》）（13～37×10^4／μℓ）以下	35.5	34.2	34.5	31
グルコース	70-109（mg/dℓ）	317	102	98	108
アルブミン	4.5（g/dℓ）以上	3.8	4.2	4.2	4.5

高カカオチョコレートを
1日5g×5回＝25g
食べ始めた日

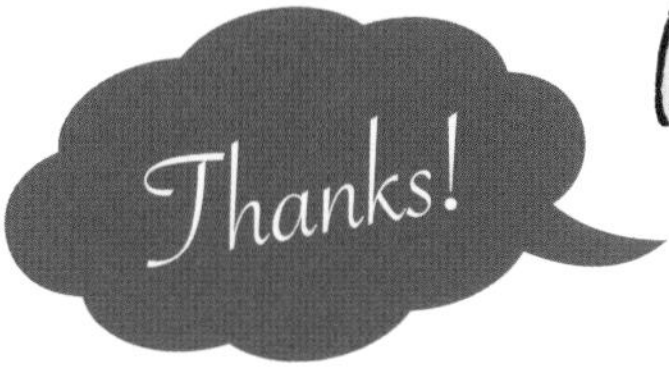

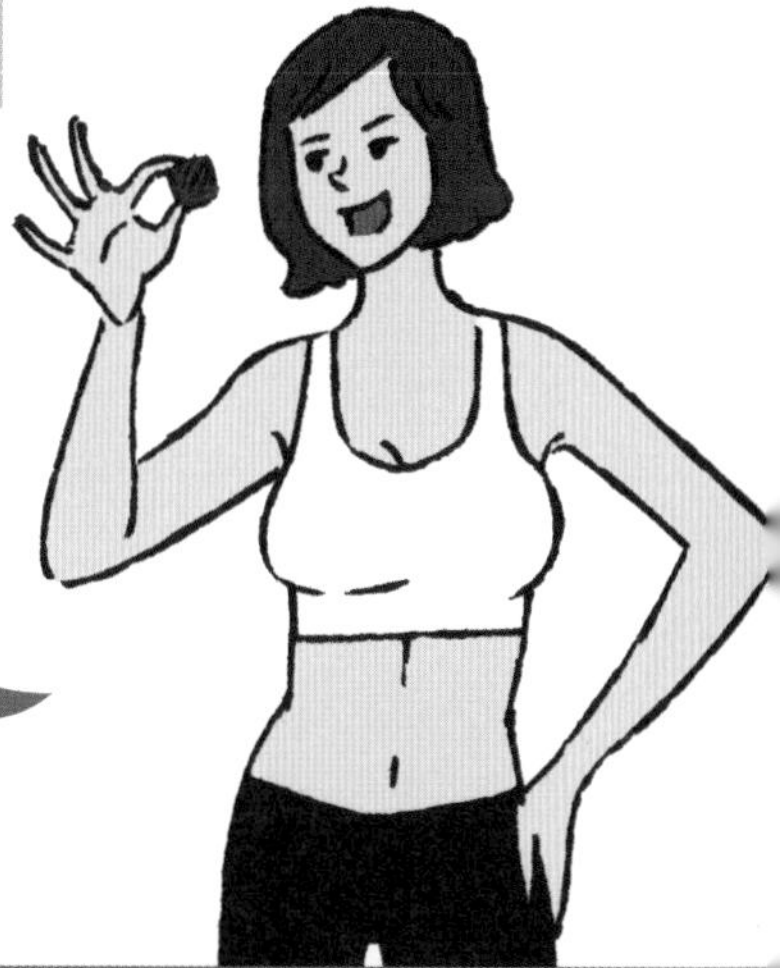

34 腸をクリーニングすると便秘も脂肪肝もスッキリ！

ごぼうの2倍の食物繊維！

食物繊維が多い野菜といえば、ごぼうやさつまいもを連想する人が多いでしょう。**高カカオチョコレートは、同量のごぼうの2倍以上、さつまいもの5倍以上もの食物繊維を含んでいます。**

食物繊維は糖質の吸収を遅くするのに加え、腸の掃除役として、**便秘を解消する効果**も期待できます。便秘になると腸内環境が悪化して毒素が発生します。これが腸の血管を通して肝臓に入り込み、肝臓はその解毒に力を注ぐため、糖代謝がスローダウンしてしまうのです。結果、脂肪肝の原因となります。高カカオチョコレートの食物繊維は、この点からも肝臓を守っているのです。

さらに帝京大学の古賀仁一郎先生は、高カカオチョコレートに含まれるカカオプロテインが、ふつうのたんぱく質とは違って、消化されにくいことを指摘しています。分解されずに大腸まで届いて、腸内環境をよくする機能があるのです。

また、**カカオは、マグネシウム、ナトリウム、カリウム、カルシウム、鉄、亜鉛、銅などの優良ミネラルも含んでおり、血圧をコントロールするとともに、ホルモンバランスを整える**働きをします。まさに実力は、想像以上なのです。

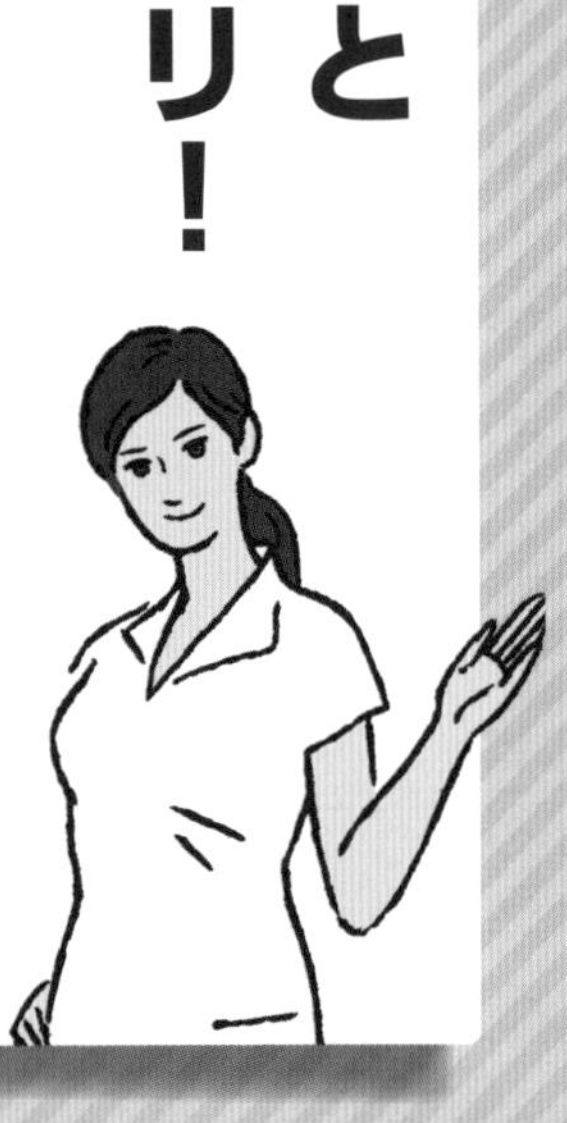

食品100g中に含まれる食物繊維量

食品名	食物繊維(g)
高カカオチョコレート（チョコレート効果CACAO72%《明治》）	12
おから	11.5
アーモンド	10.4
オートミル	7.5
ごぼう	5.7
枝豆	5.4
ライ麦パン	5.2
ブロッコリー	4.4
ほうれん草	2.5
さつまいも	2.3
りんご	1.5

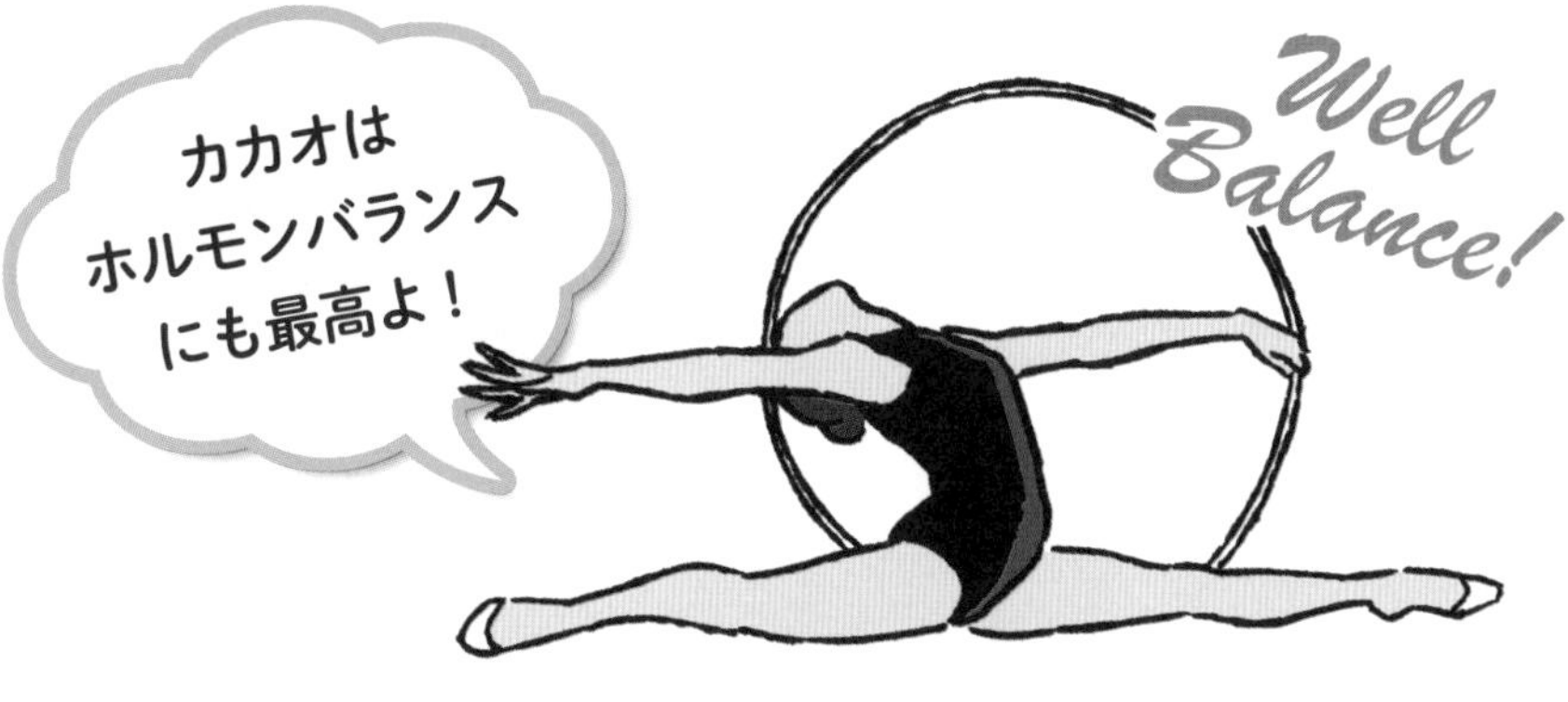
カカオは
ホルモンバランス
にも最高よ！
Well
Balance!

35 快眠と適性血圧がかなう「ストレス軽減効果」

チョコで脳もハッピーになる真実

「チョコレートを食べると、なんともいえない陶酔感、至福感を感じる」という人は多いでしょう。**実際にストレスを軽減する効果も、科学的に認められています。**

国際医療福祉大学の武田弘志先生は、チョコレートの抗ストレス作用を検証しています。ストレスを加えて落ち着きを失ったラットにカカオポリフェノールを与えると、**ストレス反応を起こす回数が明らかに少なくなった**といいます。

ストレスは、高血圧の大きな要因であるばかりでなく、糖尿病や胃潰瘍《かいよう》、肥満などの原因になります。メンタル面にも悪影響を及ぼすことは、いうまでもありません。**高カカオチョコレートを食べてストレスを減らせば、高血圧をはじめとする多くの病気のリスクが減る**と考えられるのです。

中村学園大学の青峰正裕先生は、**チョコレートには、脳内ホルモンの1つであり精神を安定させる働きがあるセロトニンを分泌させる効果がある**ことを発見しました。ストレスが高まると甘いものを過食し、脂肪肝や糖尿病のリスクを高める人が多いのですが、その際は高カカオチョコレートを食べれば安心ですね。

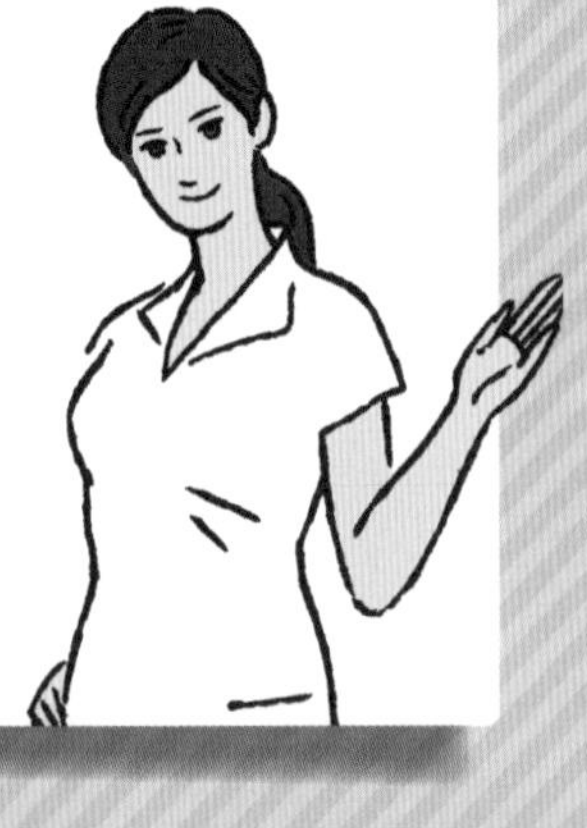

心を安定させるホルモン

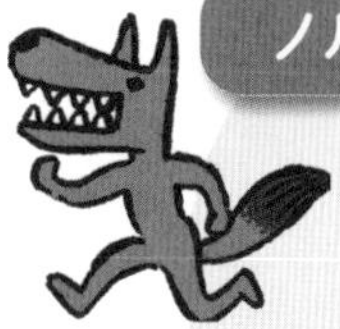

ノルアドレナリン

不足すると
無気力になり
意欲減退に

ドーパミン

不足すると
無関心になり
性機能低下、
運動機能の低下に

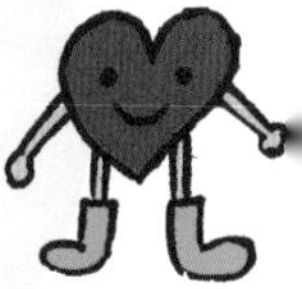

セロトニン

不足すると
感情にブレーキが
きかなくなり
平常心が保てなくなる

セロトニンの素となる、トリプトファンを含む食品

大豆食品
- 豆腐
- 納豆
- 味噌
- 醤油

乳製品
- 牛乳
- チーズ
- ヨーグルト

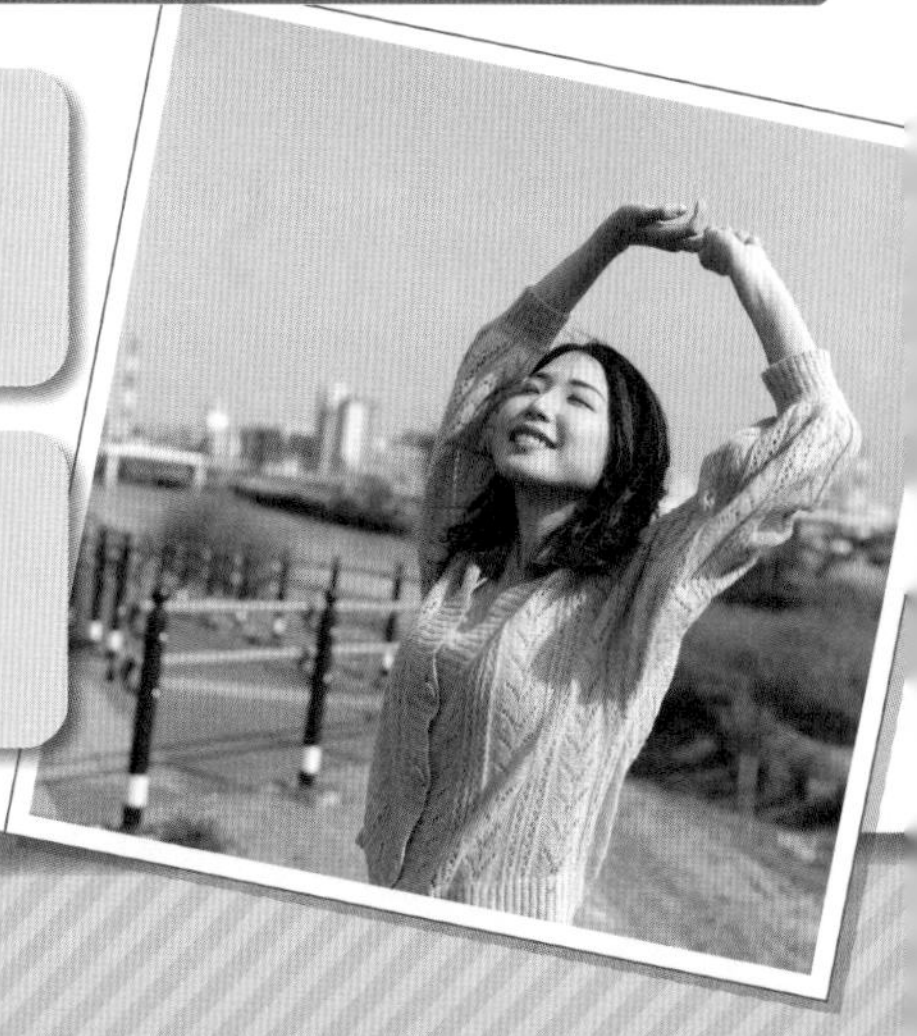

36

お酒は体にいいって本当かしら？

適度のお酒は「全死亡率」が低い〝長寿の味方〟

かつては「肝臓が悪くなるのは、お酒のせいだ」と、よくいわれました。しかし現在では、お酒は適量を守って飲めば、健康にもいいことが実験からわかっています。

たとえば**適量のアルコールは、全死亡率リスクが低い**とされています。全死亡率とは、病気や事故など、あらゆる死因を含めた死亡率のこと。これが最も低いのは、お酒をまったく飲まない人ではなく、日本酒にして1～2合のお酒を毎日飲んでいる人なのです。**適度な量なら、ストレスを軽減し、リラックスさせる効果もあるからでしょう。**

もちろん、それ以上の量のお酒を毎日飲めば、死亡率は急上昇していきます。これを折れ線グラフにした際の線のカーブはアルファベットのJの形をしているので「Jカーブ」と呼ばれ、1993年に、アメリカ保健科学協議会（ACSH）によって定説とされています。

最近は、これとは異なるデータも発表されましたが、**お酒には動脈硬化を防ぎ、脳梗塞や心筋梗塞のリスクを下げる効果や血管を拡張する一酸化窒素を発生させて、血圧を低く保つ**面があるのは事実です。**問題は、飲むお酒の質と量なのです。**

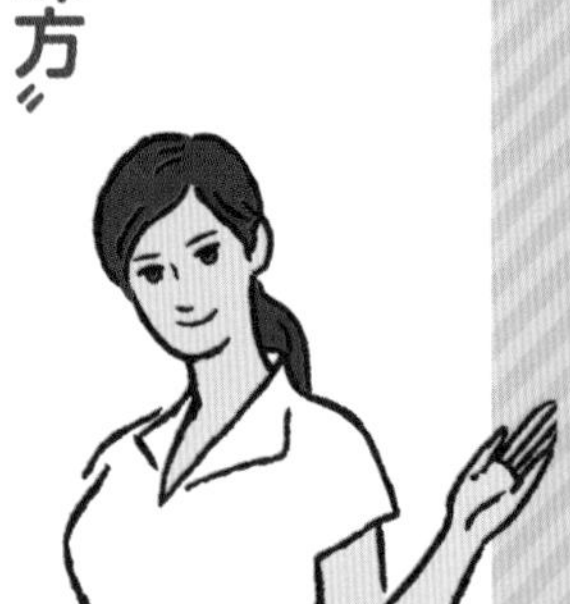

脂肪肝の予防におすすめの「つまみ」

おすすめ！

レバニラ炒め

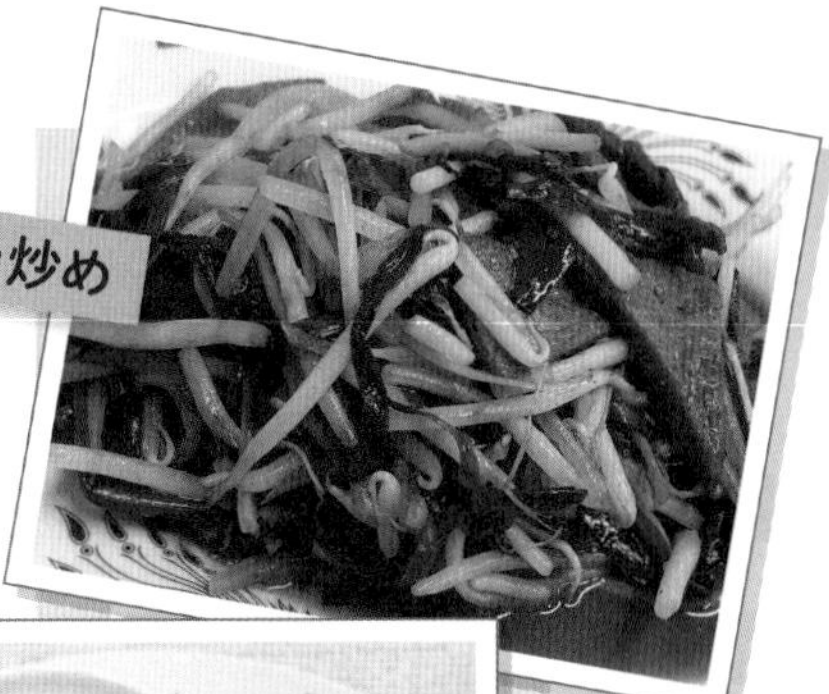

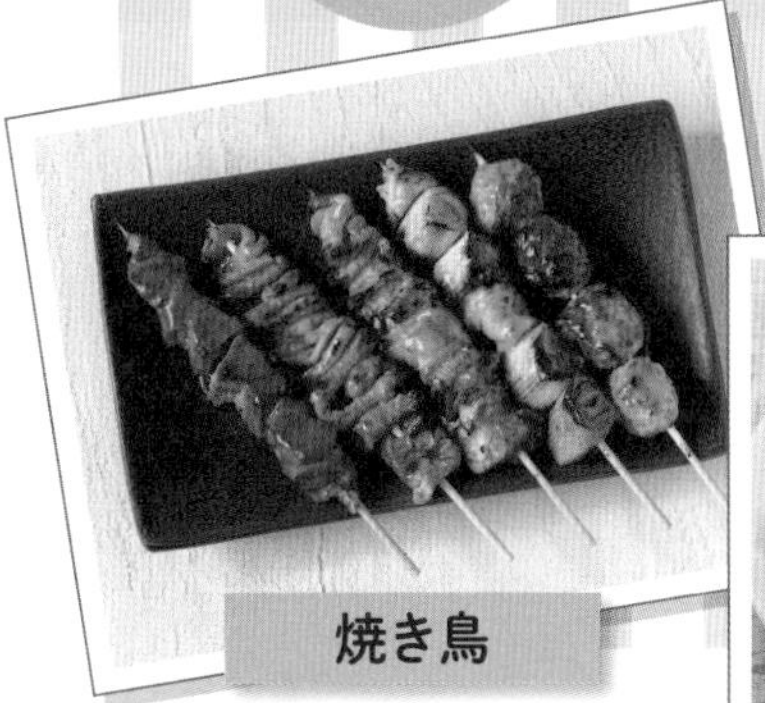

焼き鳥

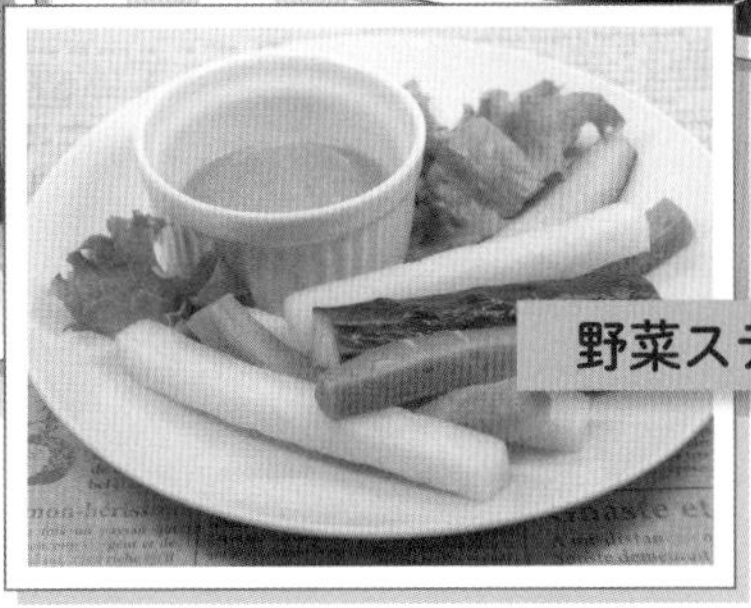

野菜スティック

非推奨！

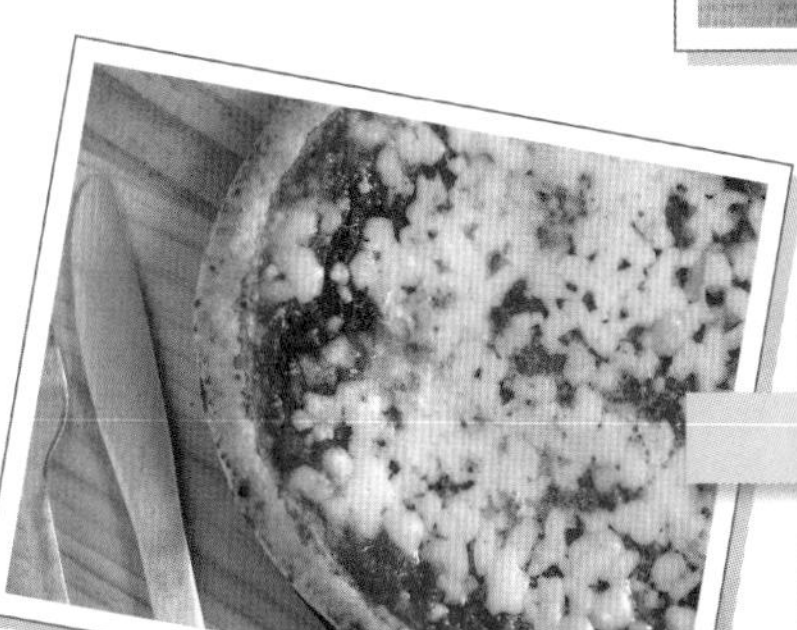

ピザ

コロッケ

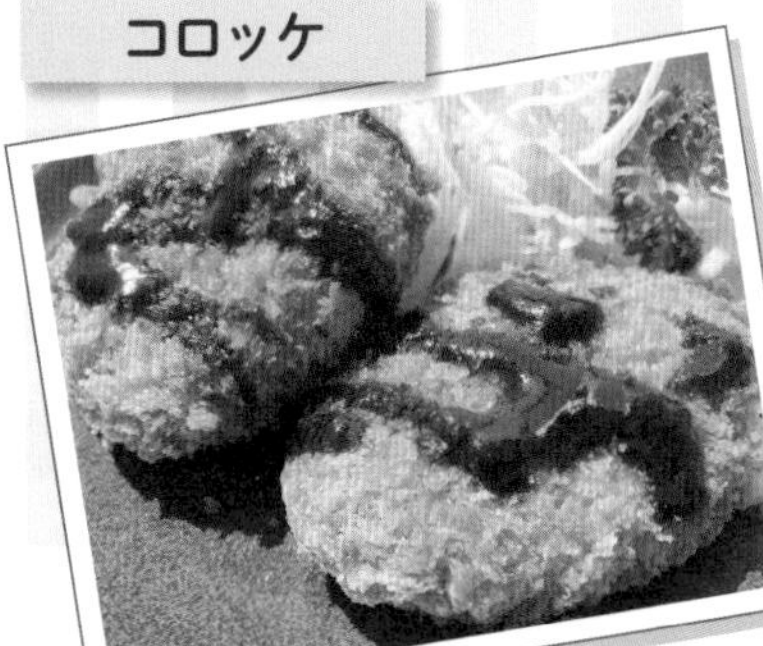

マカロニサラダ

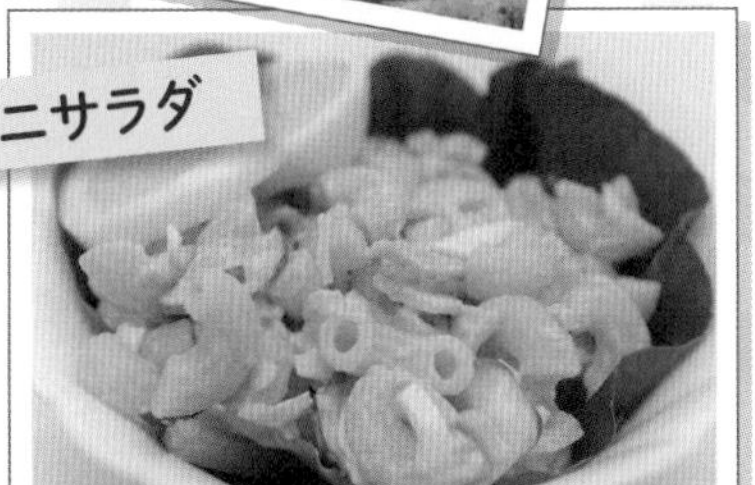

37 どんなお酒をどのくらいまでOK？

●適量はビール中瓶2本まで

お酒には飲んでいいものと悪いものがあります。

私は、昔ながらの製法で時間をかけて丁寧に作られたお酒を、少量いただくのなら体にいいと思っています。たとえば、添加物が多くアルコール度も糖分も高い缶チューハイを何本もガブ飲みする、あるいは、いくら質のいい日本酒でも毎日3合以上というのは飲みすぎです。アルコールの解毒という仕事を、毎晩大量に肝臓に与えて残業させているようなもの。肝臓は疲れはて、中性脂肪も溜まっていきます。

昔ながらの製法で造られたお酒で、**適量を守るかぎりは、休肝日はいらない**とさえ私は考えます。

適量とは**純アルコール量で40g**まで。具体的には

- **ビールなら中瓶2本まで**
- **日本酒なら2合まで**
- **ワインならグラス3杯まで**

この「適量」の根拠が、左ページのグラフです。

一方、γ-GTPは、飲酒量と正比例して上がることもわかりました。

また、日本人の場合、飲みすぎより、食べすぎによる脂肪肝が多いので、**お酒でつい、食が進み、つまみを食べすぎてしまうことが最大の問題**です。

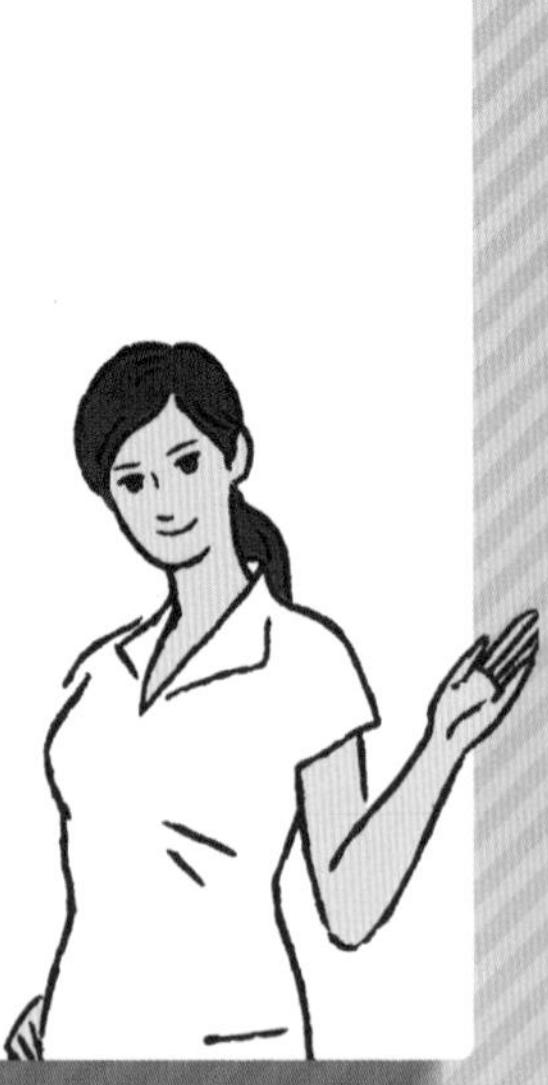

アルコール摂取量と血液検査の結果

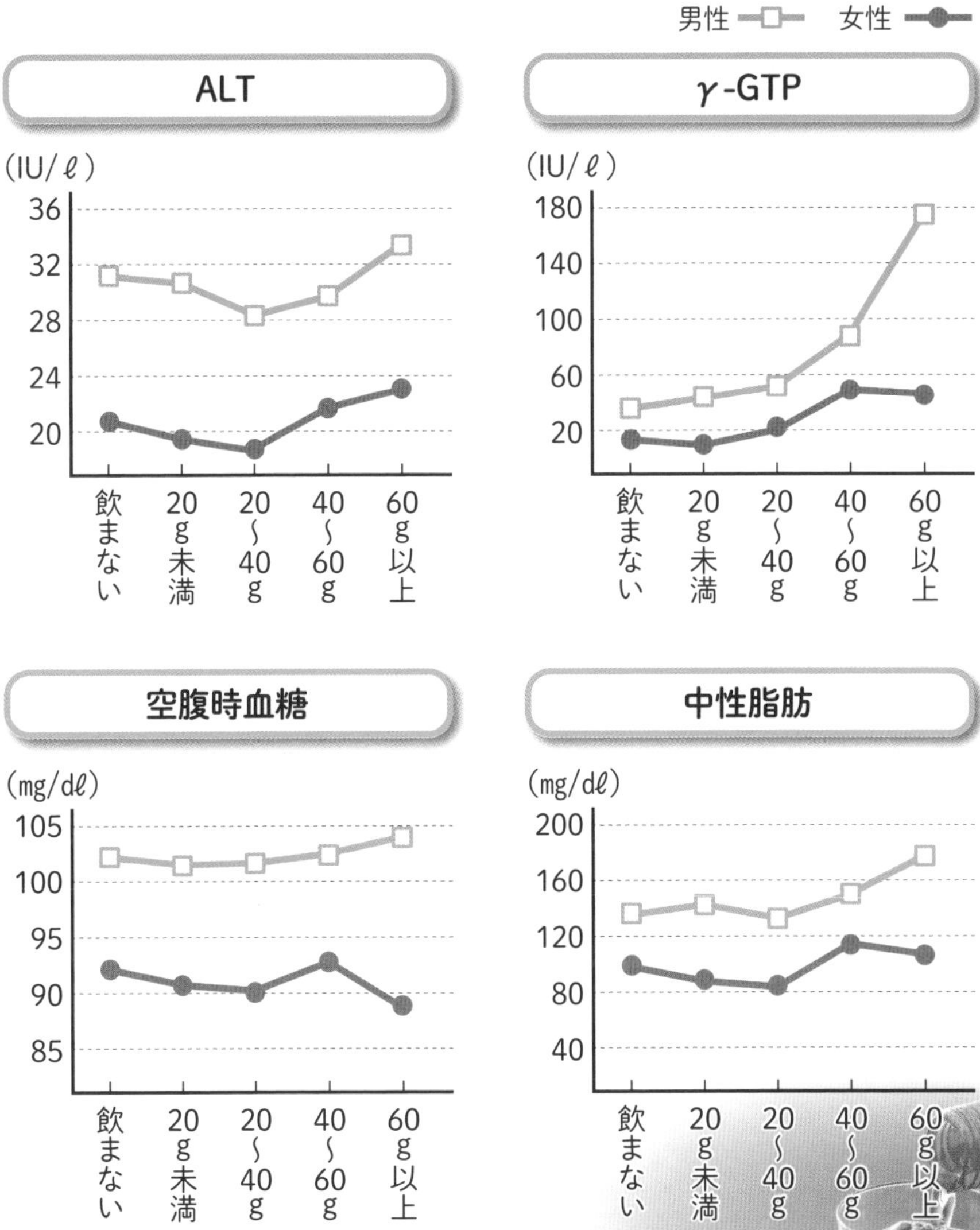

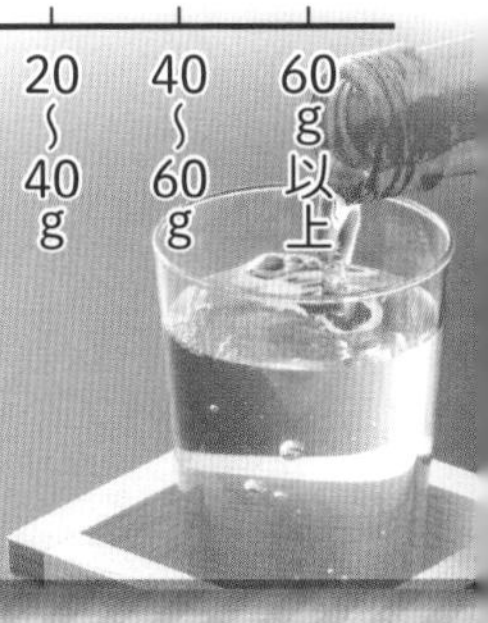

出典：土屋忠氏らによる「脂肪性肝疾患の頻度に及ぼすアルコール摂取の影響」より

では、どんなお酒が「適切」なのでしょうか？

蒸留酒のほうが、醸造酒よりも糖分が少ないのは確かです。

醸造酒とは、穀物や果実を酵母によって発酵させてつくるお酒。日本酒、ワイン、ビール、紹興酒《しょうこうしゅ》などをさします。原料に由来する成分を含み、糖質も比較的高くなります。

蒸留酒は原料を発酵させ、さらに蒸留させてつくります。焼酎《しょうちゅう》、泡盛《あわもり》、ウイスキー、ブランデー、テキーラ、ウォッカ、ジン、ラムなどで、糖質はゼロです。度数が高いので、割って飲むことが多く、ちょっとお値段ははりますが、リッチな気分をじっくり味わえば飲酒量も減るでしょう。

しかし、「我慢はよくない」というのが私の持論です。日本酒が大好きなのに、焼酎ばかり飲んでストレスを溜めるのも、よくありません。**はじめの2杯は好きなお酒を楽しみ、3杯目からは糖質の少ない蒸留酒にする**のはどうでしょうか。

また、アルコールを飲みながらフライドポテトなど吸収のよいものを食べると、糖の吸収がアップし、脂肪肝につながります。

なお、お酒に強いか弱いかは遺伝子で決まります。両親から分解酵素をもらっている人は少々多めに飲んでも構いませんが、片親からしかもらっていない人は30g未満に抑えることが必要です。このタイプは少しでも飲んだら顔が真っ赤になりますので、すぐにわかります。

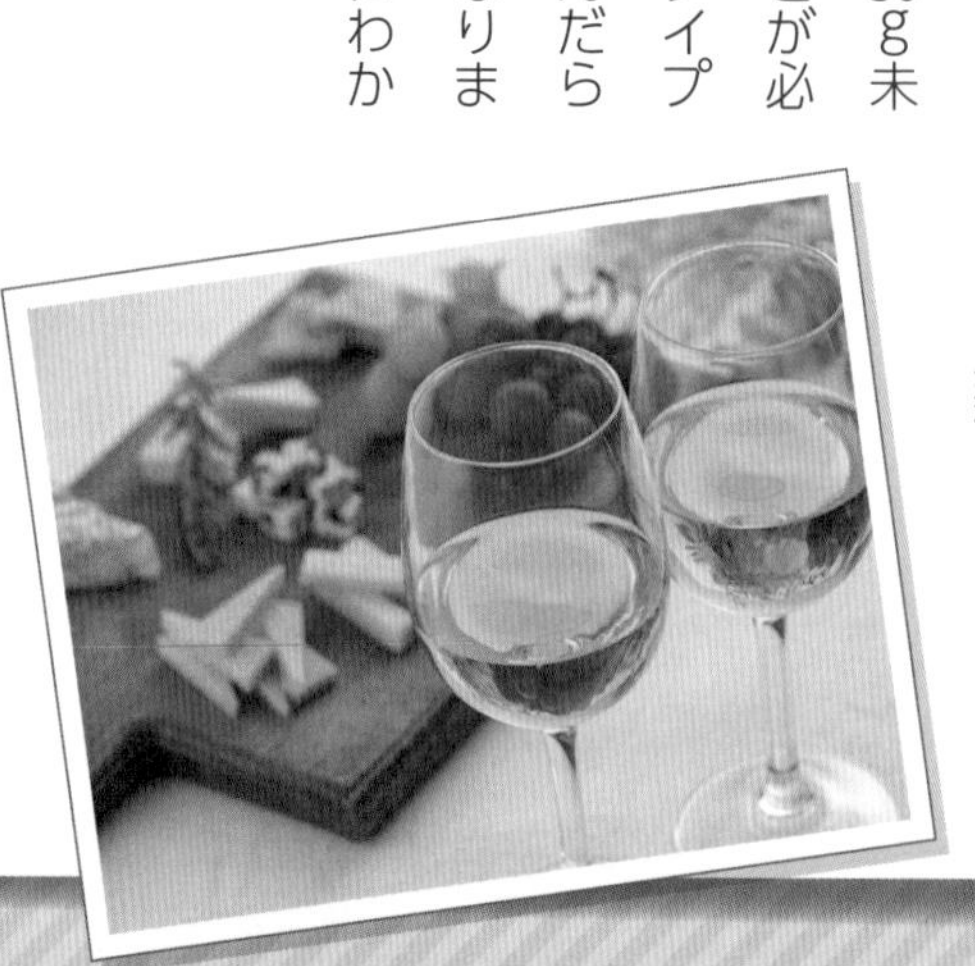

第5章

治療も予防もかなう食べ方のコツ

いつまでも若く、認知症にもなりにくい

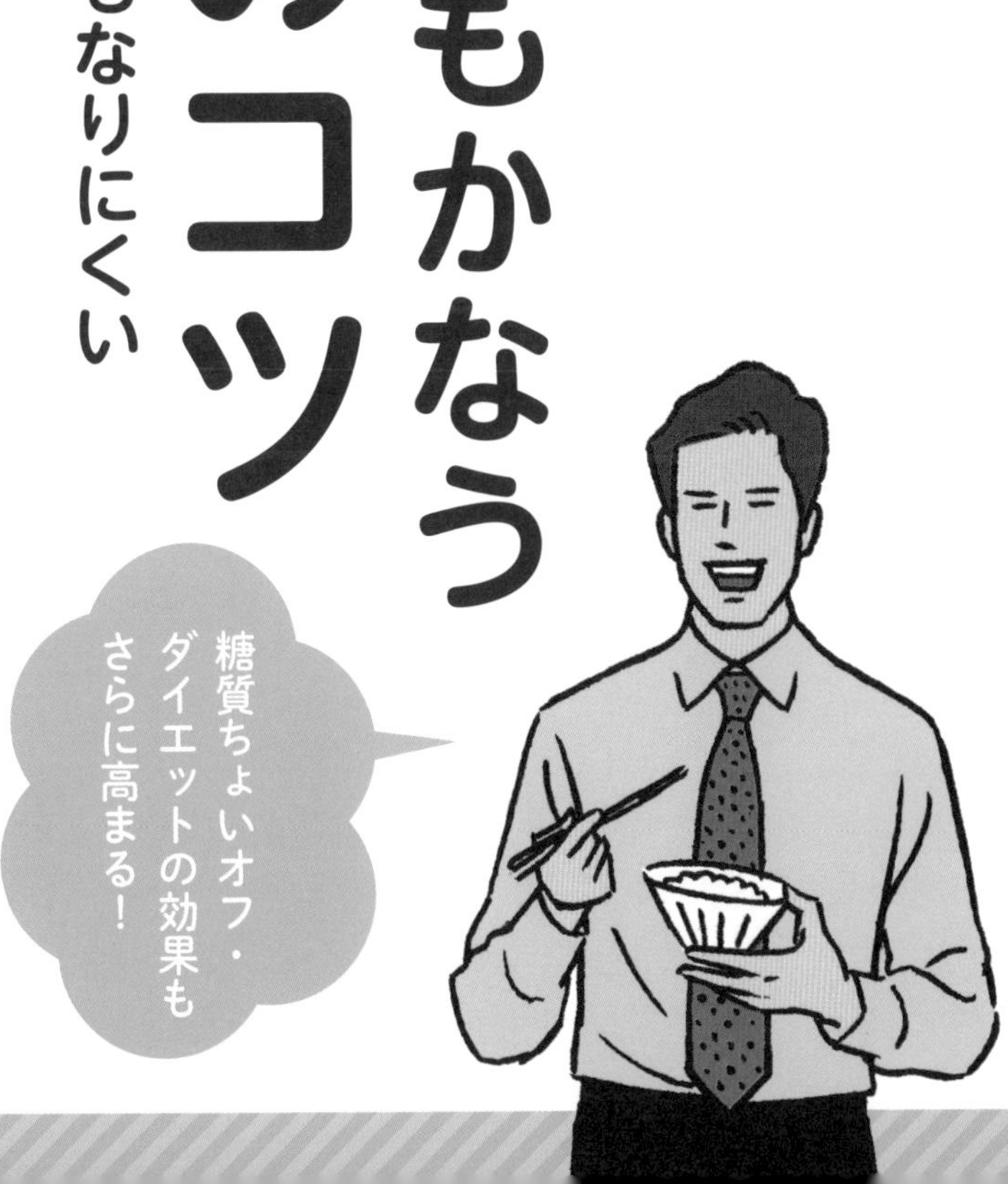
糖質ちょいオフ・
ダイエットの効果も
さらに高まる！

38 薬なしで！同じメニューでも体内で差がつくズボラ流！

野菜か肉から、1口につき30回噛めばOK！

本章では、**「よく噛むこと」**と**「食べる順番を変えること」**を紹介します。どちらもキツイ運動や食事制限をせずにできる方法で、慣れてしまえば無意識にできますし、長続きします。

そこで紹介したいのは、「糖尿病の治療を5年も続けているのに改善しない」と、私のクリニックを受診したEさん（57歳・男性）の例です。血液検査をすると、①ヘモグロビンA1cが、基準値の6・2％を相当に上回る7・9％になっている、②ASTは110と危険な状態、③ALTは146というとんでもない数値と、3つの問題がありました。食生活を聞くと、お酒は飲まないが、大好物である白いご飯を毎食とっているということです。私は薬などをまったく出さず、次のことだけアドバイスしました。

①ゆっくりと食べる。1口につき30回噛む

②ご飯から箸をつけない。野菜か肉から食べる

「ご飯の量はそのままでいいのですか？」と首をひねりながら帰ったEさんが、再び私のクリニックを訪れたのは、3週間後。検査してみるとすべての値が改善し、1カ月後にはヘモグロビンA1cも大幅に下がっていたのです。

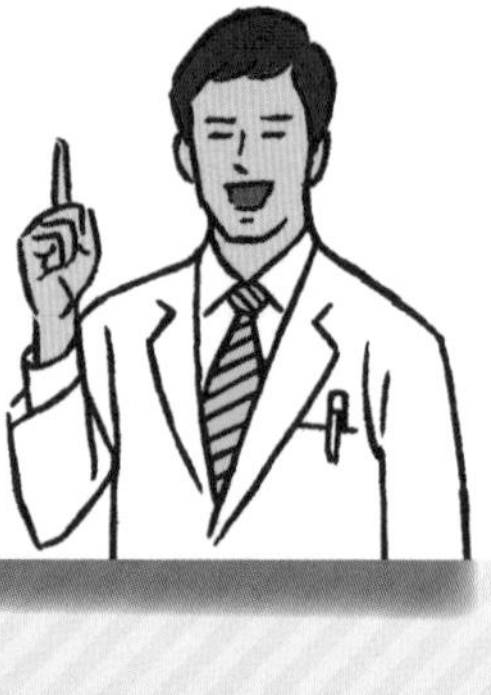

57歳・男性Eさんの血液検査値の変化

各目標値	計測日	3/19	4/9	5/7	6/25
AST	16(IU/ℓ)以下	**110**	47	34	29
ALT	16(IU/ℓ)以下	**146**	75	58	39
γ-GTP	0-80(IU/ℓ)以下	58	32	35	30
HbA1c	4.6-6.2(%)	**7.9**	6.9	**6.2**	**5.9**
血小板数	13万〜37万(μℓ《マイクロリットル》)(13〜37×10⁴/μℓ)以下	18.1	16.3	18	17.5
グルコース	70-109(mg/dℓ)	**158**	**105**	113	135
アルブミン	4.5(g/dℓ)以上	**4.1**	**4.6**	**4.9**	**4.7**

野菜か肉を先に。1口につき30回噛むことを始める

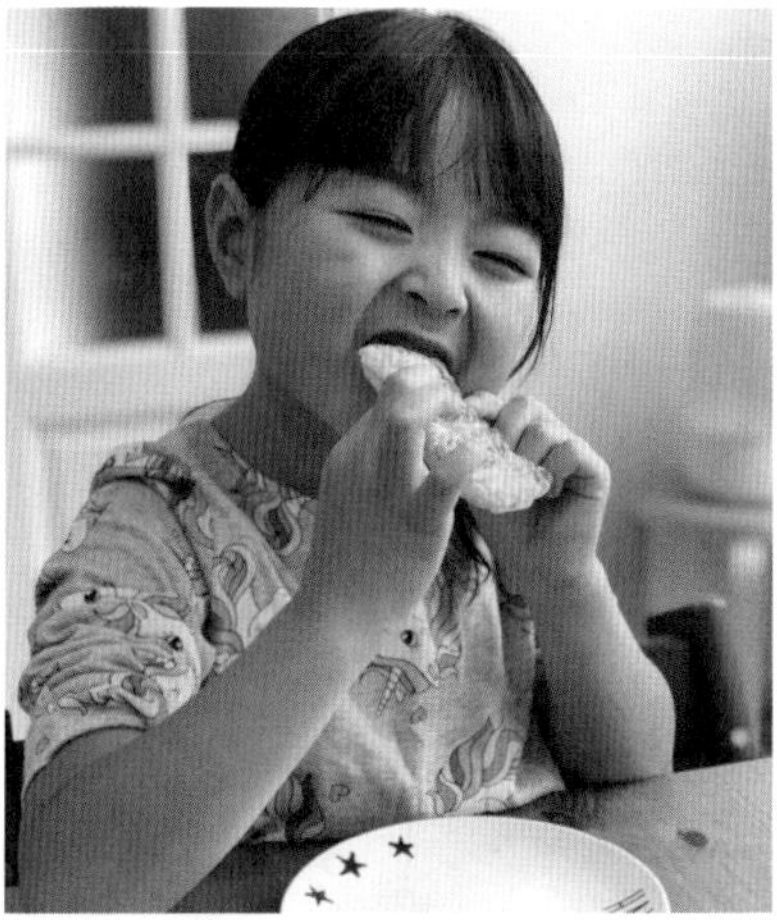

噛むと脳の血流がよくなり、頭の働きにもいい。あごがしっかりできて、歯並びにも好影響♪

39 早食いの3つのリスクと究極の防御ワザ

肥満や糖尿病の原因にも。ランチは何分かければいい？

2019年に新生銀行がビジネスマンを対象に行なったアンケートによると、**昼食時間は男性が平均21分、女性は平均28分**というあわただしさでした。早食いには、3つのリスクがあります。

1 脂肪肝の原因になる

糖質の多い食事を早食いすると、すぐに肝臓に脂肪が溜まることがわかっています。

2 肥満の原因になる

食べてから、脳の中枢に「食べた」という信号が送られて満腹感を感じるまで、約20分かかるとされます。男性平均の21分で食べ終わったのでは満腹感を覚える前に食べ物をかき込んでしまうため、食べすぎが習慣になってしまいます。

3 糖尿病のリスクを高める

食後に血糖値が上がりすぎれば、それを抑えるために膵臓からインスリンが分泌されます。**早食いをすると膵臓は短時間での分泌を迫られ、大きな負担がかかります。**その結果、かえってインスリンの分泌量が減るなどの問題が生じ、血糖値をコントロールできなくなります。30回噛むことは一度癖づけすれば、あとは無意識にできるので、究極のズボラワザです。

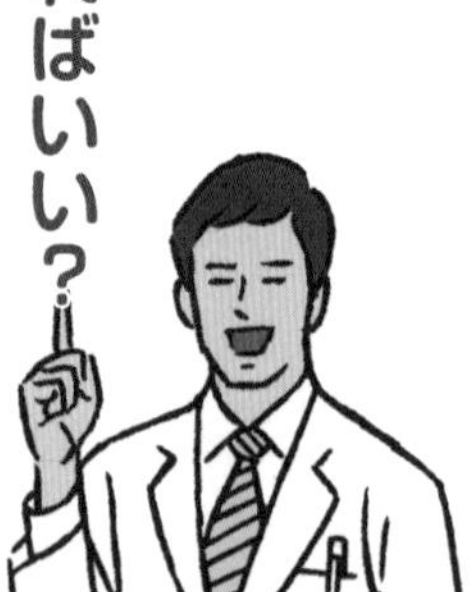

「早食い」の3大リスク

1 脂肪肝の原因になる 糖質がすぐに脂肪になって肝臓に溜まってしまう

2 肥満の原因になる 満腹感が脳に伝わるまでに20分くらいのロスがあり、その間に過剰な量の食べ物を摂取してしまう

3 糖尿病の原因になる 急激に上がった血糖値を下げるため、膵臓は短時間でインスリンを分泌する必要に迫られ、酷使されてしまう。だんだん膵臓の機能が衰え、糖尿病へと進む

早食い派

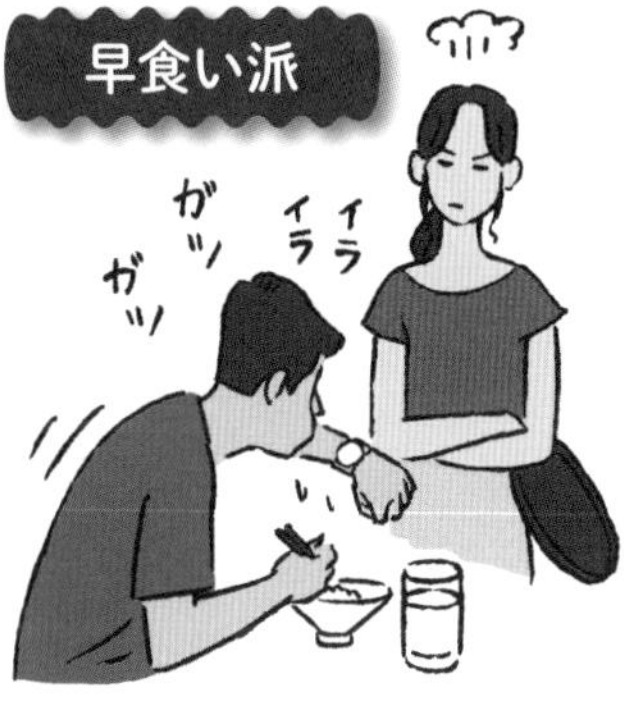

これまた、「いいこと」いっぱい！

よく噛む派

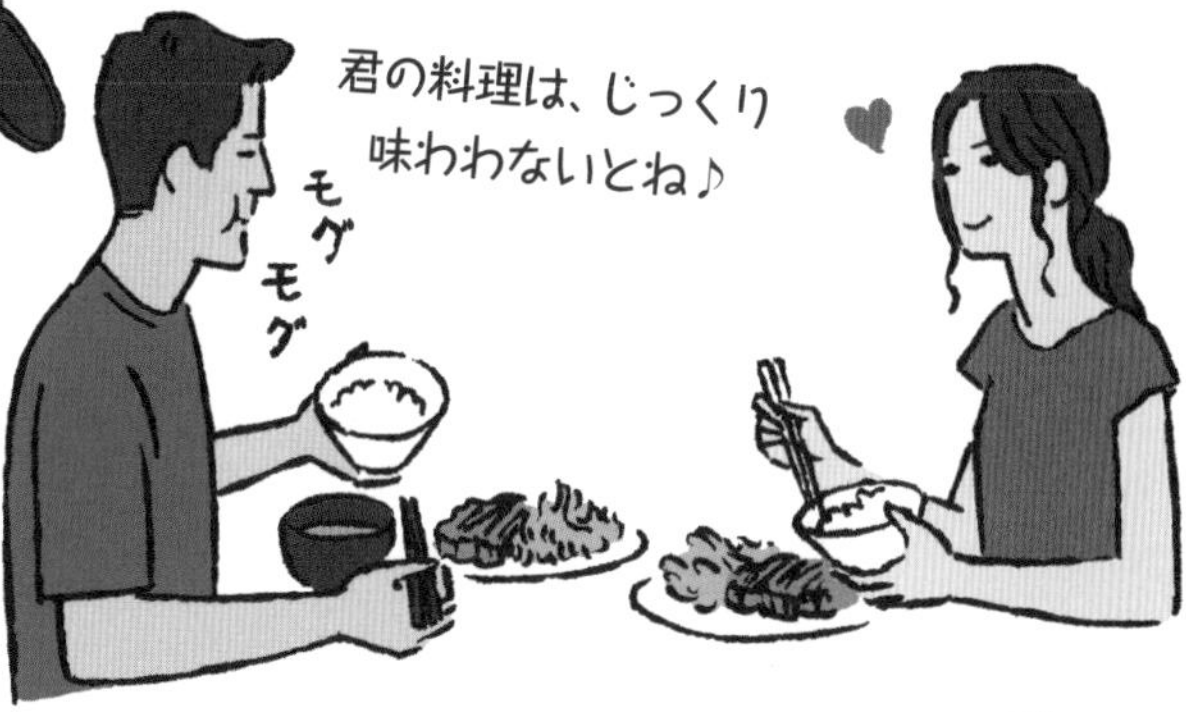
君の料理は、じっくり味わわないとね♪
モグ
モグ

だから「30回、噛む」は徹底しよう！

40

なぜよく噛む人はいつまでも若く、認知症にもなりにくい？

噛むたびにフレッシュな血液が脳に送られている！

30回噛む食事法には、先の3つのリスクを減らす以上のメリットがあります。その1つは、**老化を防ぐ**ことです。

近年、口の機能の衰えと老化には、強い相関関係があることが注目されています。日本顎咬合《がくこうごう》学会は、「1度噛むたびに3・5㎖の血液が脳に送られる」と発表していますが、歯と骨の間にある歯根膜《しこんまく》というクッションが圧力を受けることによって、血液が押し出されるのです。脳にフレッシュな血液を送ることは、認知症予防に貢献します。

噛むメリットの2つ目は、**唾液の分泌をよくすること**。唾液には口の中を殺菌する働きがあり、少なくなると口腔《こうくう》に雑菌が増え、虫歯や歯周病になりやすくなります。歯周病が脂肪肝や糖尿病に与える影響は、44ページで説明しました。**舌を動かせば唾液が盛んに分泌され、歯周病や糖尿病リスクは低減します**。

軟らかい食品が増え、噛む必要が少なくなったのも噛む回数が減った理由です。子どもはもっと深刻で、小学校の給食では「肉は硬いからキライ」と残す子がいるほど。せめて家庭では**硬めの食材を増やし、口腔を鍛える**ようにしてください。

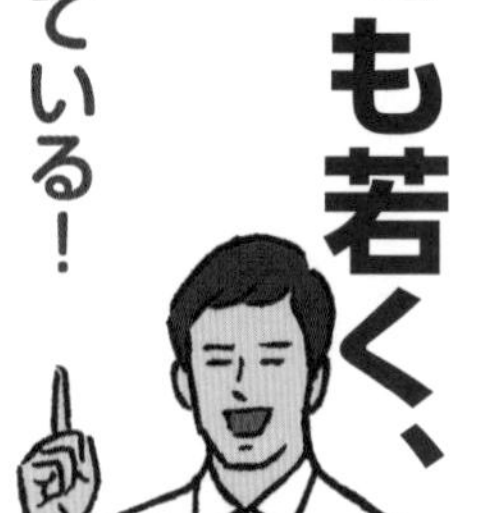

お酒を飲むときは、どんなつまみがいい？

「早食い」を減らしてくれ、かつ、糖質の少ないメニュー

- 鳥の唐揚げ
- 焼き魚
- 刺身
- 酢の物
- 野菜スティック
- レバニラ炒め
- きんぴら
- 枝豆
- 冷奴
- 玉子焼き

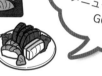

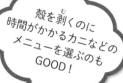

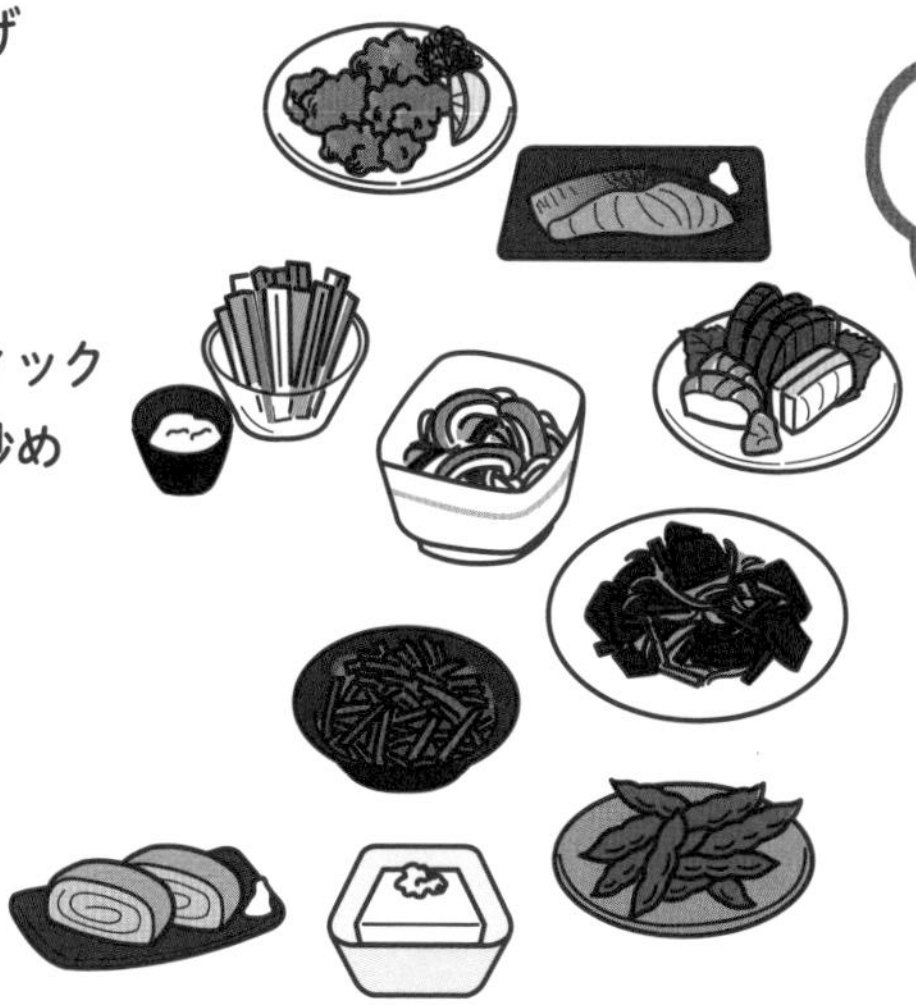

殻を剥《む》くのに
時間がかかるカニなどの
メニューを選ぶのも
GOOD！

おいしく
食べるだけで
歯周病も糖尿病も
バイバイ！

「早食い」になりやすく、糖質の多いメニュー

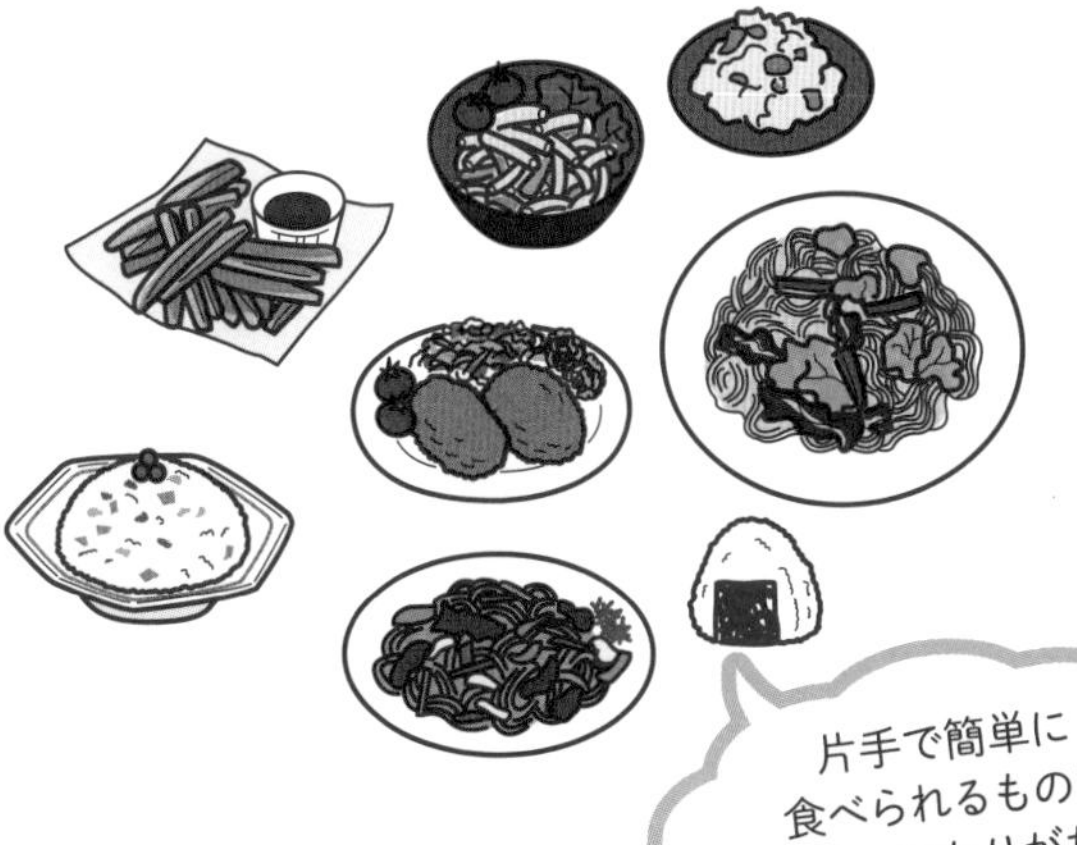

- ポテトサラダ
- マカロニサラダ
- フライドポテト
- ポテトコロッケ
- 焼きビーフン
- 焼きそば
- チャーハン
- おにぎり

片手で簡単に
食べられるものは
早食いになりがち！

41 大人になったら、この食べ方で！行儀が悪いなんてナンセンス

食べ方を変えると、治療も予防も両方かなう！

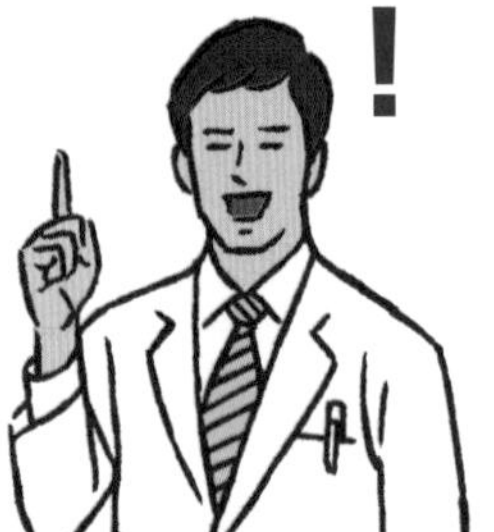

最近は、お酒を飲まない人が増えたといわれますが、それでも、仕事のあとに友人や同僚と飲みに行くのは、大きな楽しみです。

しかしビールやハイボールが好きな人は特に、嚙む回数に気をつけてください。楽しい一杯が、早食いの要因になってしまうことが多いからです。**口の中に、食べ物も飲み物も同時に突っ込んで、つまみをお酒で流し込む**ように食べる人が多く見受けられます。

おすすめは、**「食べる」と「飲む」を分ける**こと。ビールを飲んだら、いったんジョッキを置く。つまみを口に入れたら、またいったん箸を置く。そしてゆっくりと嚙んで飲み込んでから、ジョッキを持つ。これを繰り返してください。そのほか早食いを防ぐ、3つの方法を紹介しましょう。

① 1人で食べず、誰かを食事に誘う

② テレビを観ながら、漫画を読みながら、スマホを操作しながらの「ながら食べ」をする

③「間に合わせですませる」という意識を改めて、ランチなどもおいしい店に行く

「ランチを楽しむ」ことで脂肪肝の予防ができるなら、ズボラ人間にはありがたい方法です。

「早食い」を避けるズボラワザ

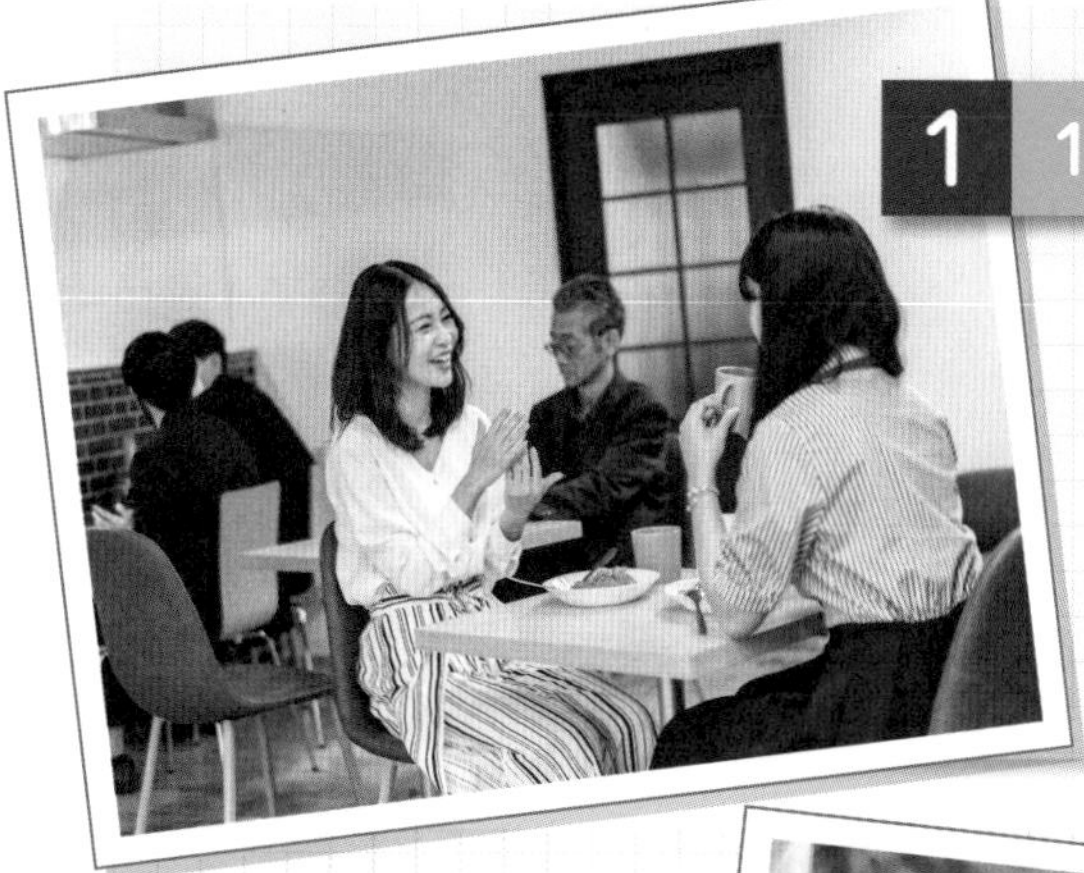

1 1人で食べない

面白い話を楽しみながら！
自然とスピードはゆっくりに！

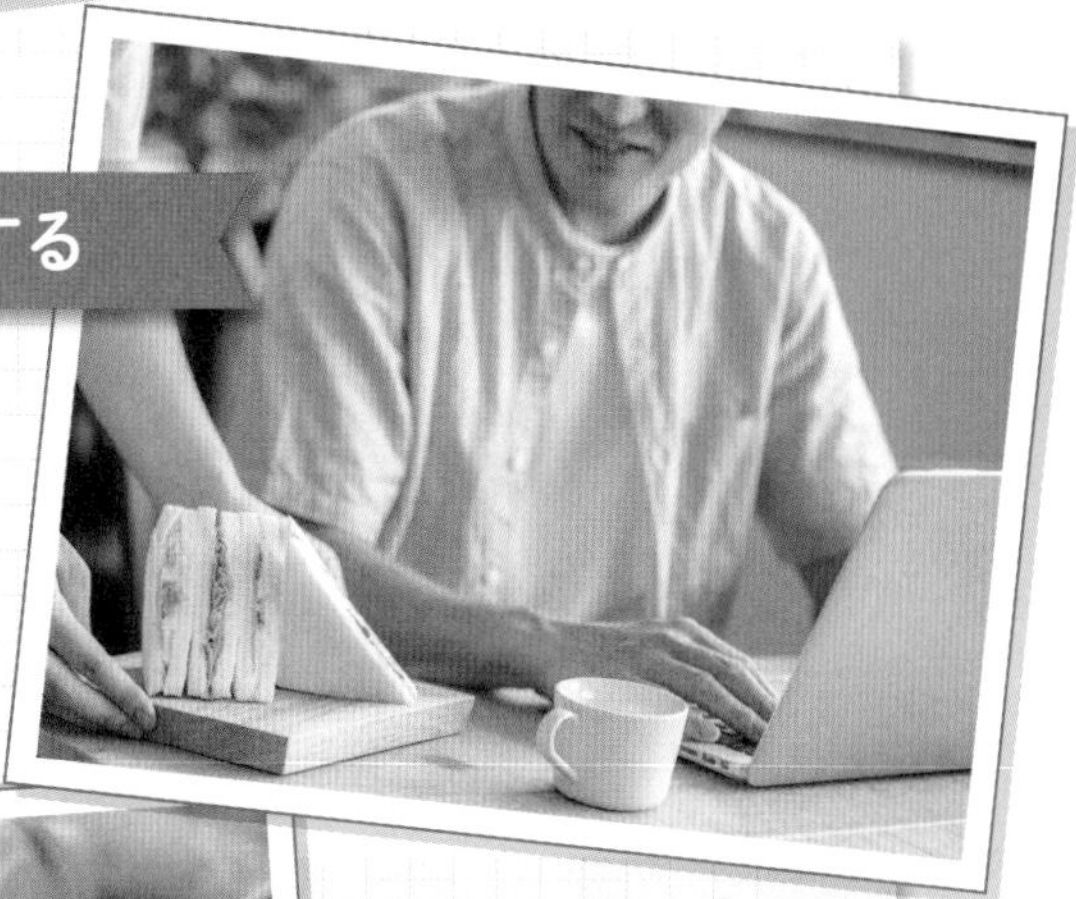

2 「ながら」食事をする

雑誌を読んだり、ネットを観たり！
大人になったらこれが身を守ることも！

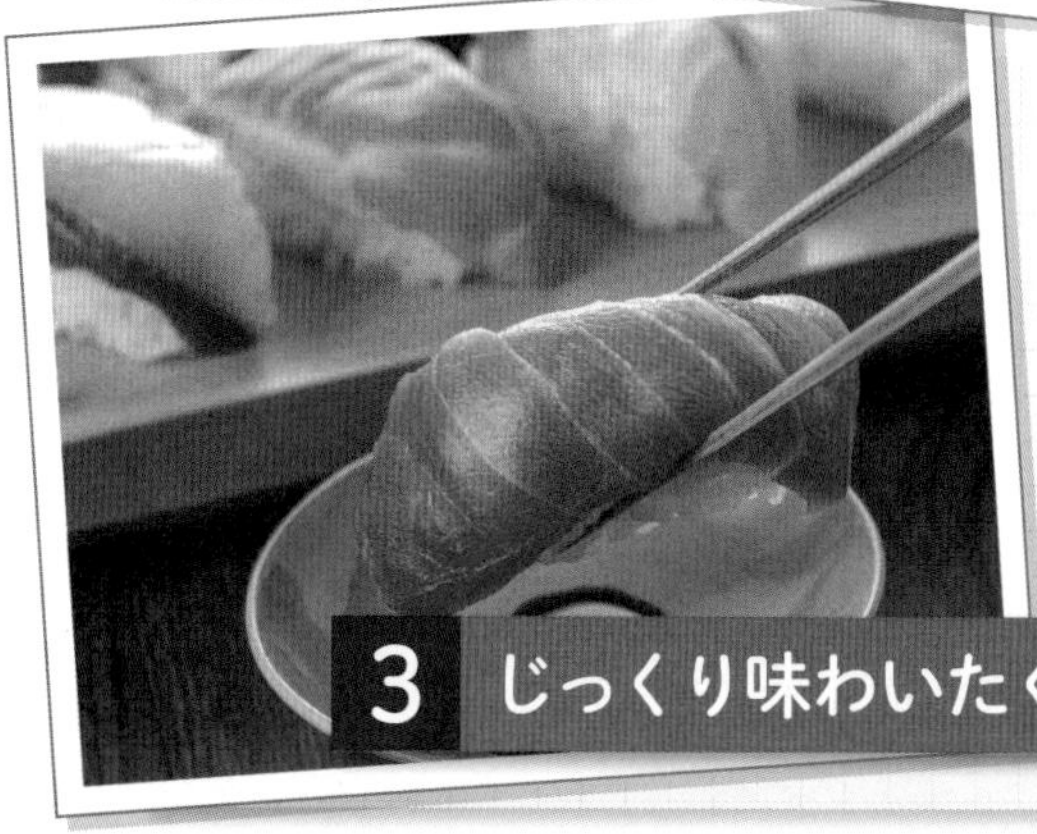

味はもちろん、盛りつけや器の美しさもゆっくり楽しもう

3 じっくり味わいたくなるものを選ぶ

42 その順番では脂肪肝まっしぐら。何から箸をつけるか?

食物繊維は水溶性、不溶性どっちもOKだ!

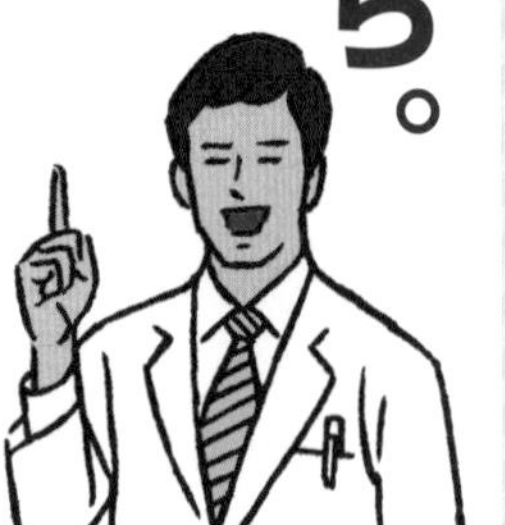

頑固な脂肪肝を撃退するためには、食べる順序を見直すことも重要です。やり方は簡単。次の順番で箸をつけるように心がけるだけです。

①**食物繊維**（野菜、海藻、きのこ類）
②**たんぱく質**（肉、魚、卵、大豆製品）
③**水分**（味噌汁、スープ）
④**糖質**（ご飯、麺類、パン）

たとえば、焼き魚定食を食べるとき、まず、ご飯、次に魚を食べ、味噌汁といった順序で食べる人がいるかと思います。しかし、それではご飯の糖質がまっ先に吸収され、血糖値が急激に上がってしまいます。

最初にひじきやサラダなど、食物繊維を多く含むメニューを。食物繊維には、水溶性と不溶性の2タイプがあります。これまでは水溶性のタイプにだけ、食後の血糖値上昇抑制効果があると考えられてきましたが、実際は、不溶性のタイプにもその効果があることがわかっています。

次に**たんぱく質である魚を食べ、それから味噌汁**に。**水分でお腹を満たす**ことで糖質をとりすぎないようにして、**最後にご飯**を、お新香と味噌汁と魚の残りで食べる。懐石料理は理想の順番ですね。

理想的な「箸をつける」順序

1 食物繊維

- 野菜
- 海藻
- きのこ　など

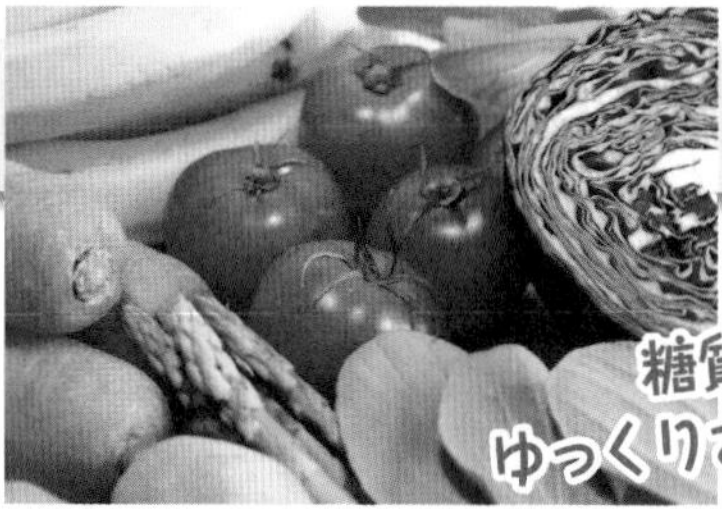
糖質の吸収を
ゆっくりさせる役割

2 たんぱく質

- 肉
- 魚
- 卵料理　など

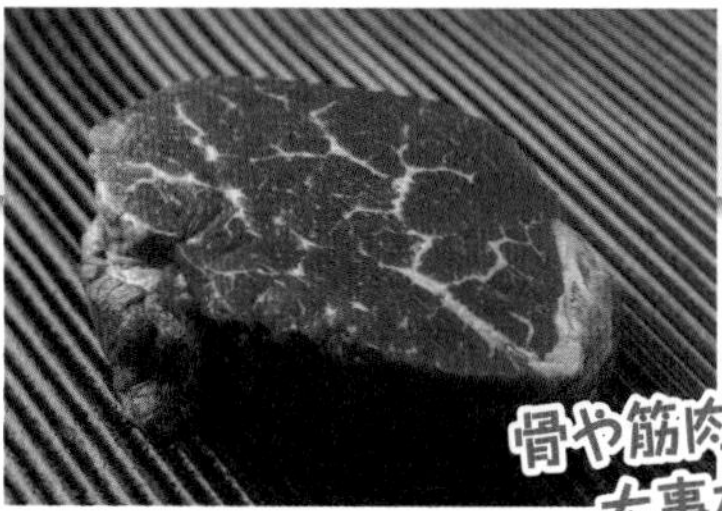
骨や筋肉をつくる
大事な栄養

3 水　分

- 味噌汁
- スープ　など

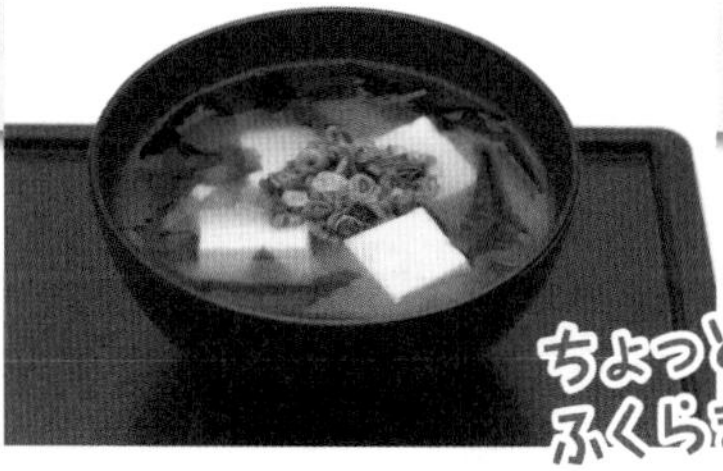

ちょっとお腹を
ふくらませて…

4 糖　質

- ご飯
- 麺類
- パン　など

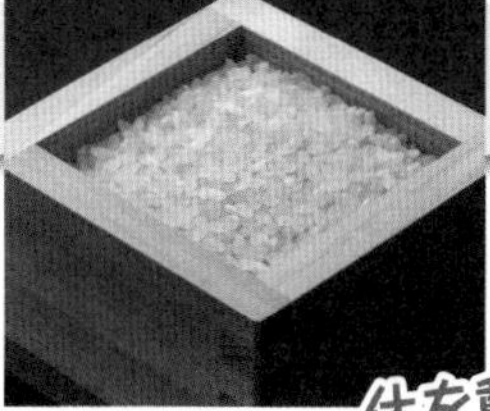

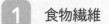

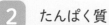

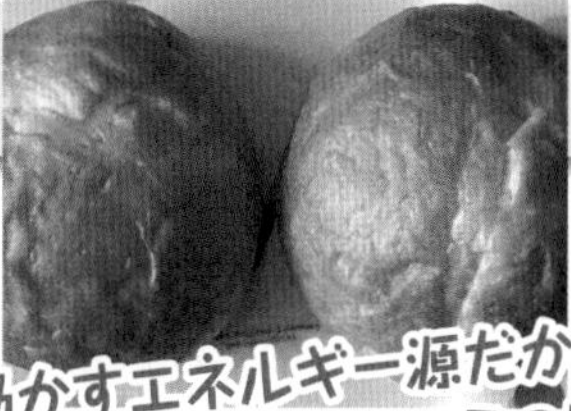

体を動かすエネルギー源だから、
まったく食べないというのは
逆に不健康！

食べ始めだけは、意識しよう！

43

若者にも急増中の脂肪肝。原因は…

ダイエットとは真逆の結果になる怖さ！

脂肪肝は、20代でも急増中です。その最大の原因は、**朝食を食べない習慣**だと私は考えます。2017年の厚生労働省の調査によると、20代の朝食欠食率は、男性約31％、女性約24％にのぼります。

前日の夕食から当日の昼食まで、およそ16時間以上も絶食が続けば**体は糖質補給の緊急態勢に入り、次の食事のときに、大量にインスリンが分泌される**のです。また、朝食を食べなければ、ランチは空腹も加わって、ご飯や麺類を早食いすることとなります。これが習慣になれば、若くても中性脂肪が増えて当然でしょう。

食事量は、朝3、昼4、夜3の割合で、決まった時刻にとること。食事が不規則になると**夜遅くに食べることが増え、中性脂肪を増やす原因になります**。本来、脂肪を燃やす働きのある「成長ホルモン」の分泌、また、**B《ビー》MA《マ》L《ル》1《ワン》という脂肪をつくる働きがあるたんぱく質の分泌量がピークに達する**のも、**午後10時から午前2時の間**が最大。だから夜は本来やせやすい時間帯なのですが、深夜の食事で血糖値が上がってしまうと分泌されにくくなり、やせる効果は半減。夜に糖質をとるのは、わざわざ中性脂肪を増やすようなものです。

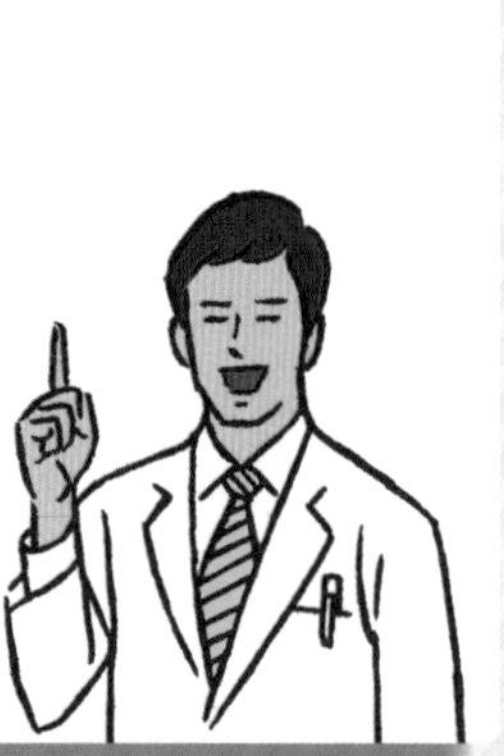

第6章

軽い筋トレで低脂肪体質に変身！

これなら続くよ、どこまでも！

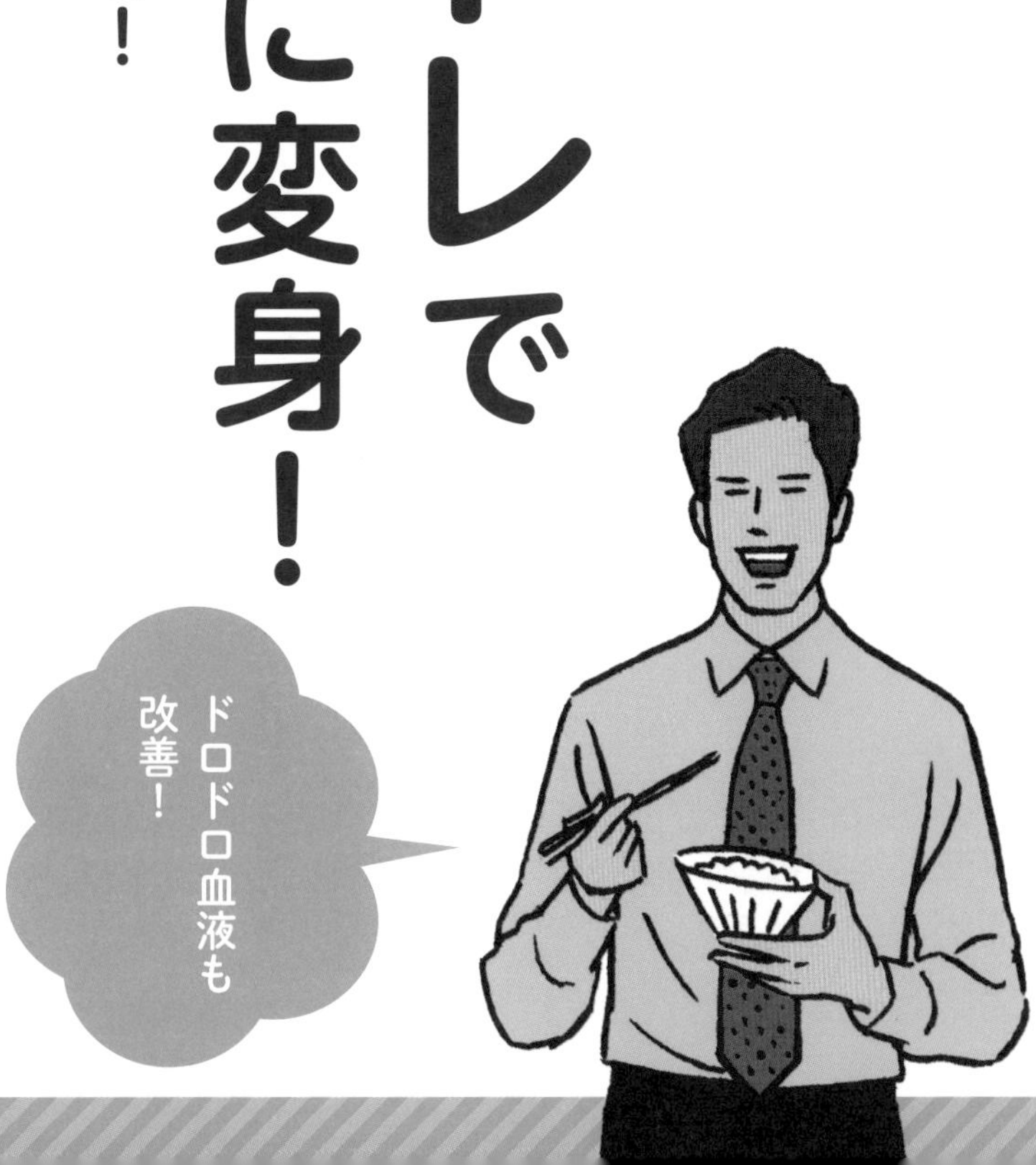

44 スロースクワットで中性脂肪が驚くほど減る！

多忙で運動できない人に絶大な効果！

多忙で運動ができない人や食べ方を変えてもなかなか数値が改善しない人に、私がすすめている運動は、スロースクワットです。その手順は、次の通りです。

① 足を肩幅より少し広めに開く

② 5秒をかけ、ゆっくりひざを曲げ、腰を落とす

③ 動きを止めず、すぐに5秒かけて、ひざを伸ばして上体を上げる

④ もとの状態に戻ったら、休まず、またすぐに①から③を繰り返す

①〜③を5回、合計50秒間、動きを止めずに、ゆっくりと力を入れ続けます。

そうすることで**ジョギングのような長時間の有酸素運動と同等の刺激を、体に与える**ことができます。長時間の刺激を受けたと勘違いした筋肉が成長ホルモンを分泌し、脂肪が効率よく燃焼するのです。10秒休んだあと2セットを繰り返し、全部で3セット3分間。これを、朝と晩の2回行なうのが理想です。

この運動を2カ月続け、ASTを理想値まで下げた患者さんもいます。

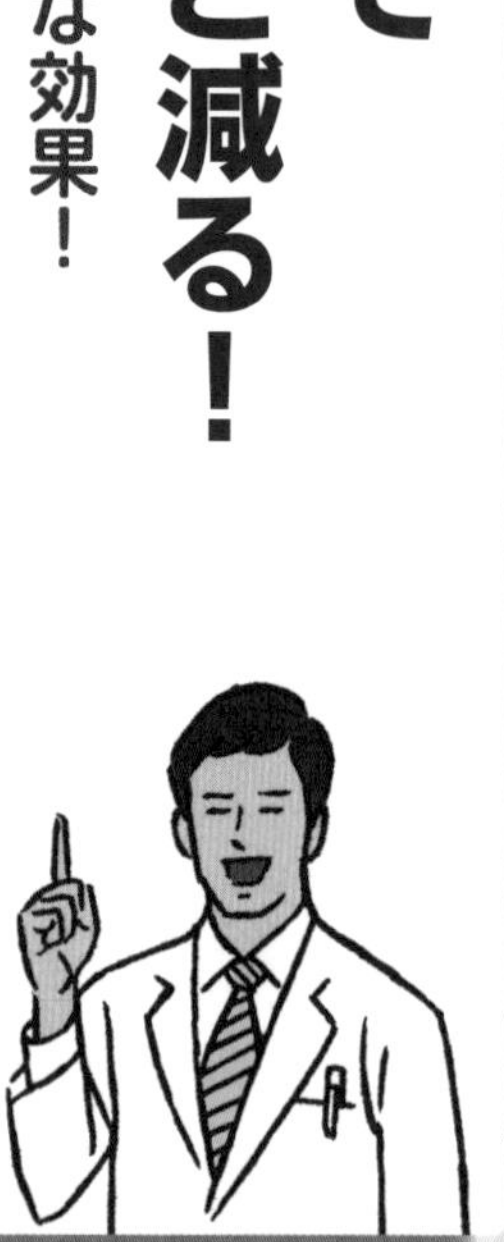

「スロースクワット」のやり方

1 足を肩幅より少し広めに開き、腕を胸の前で交差する

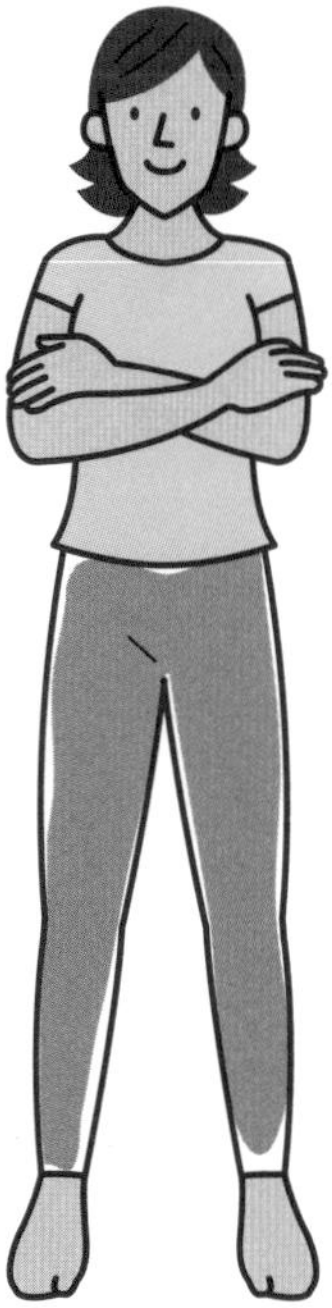

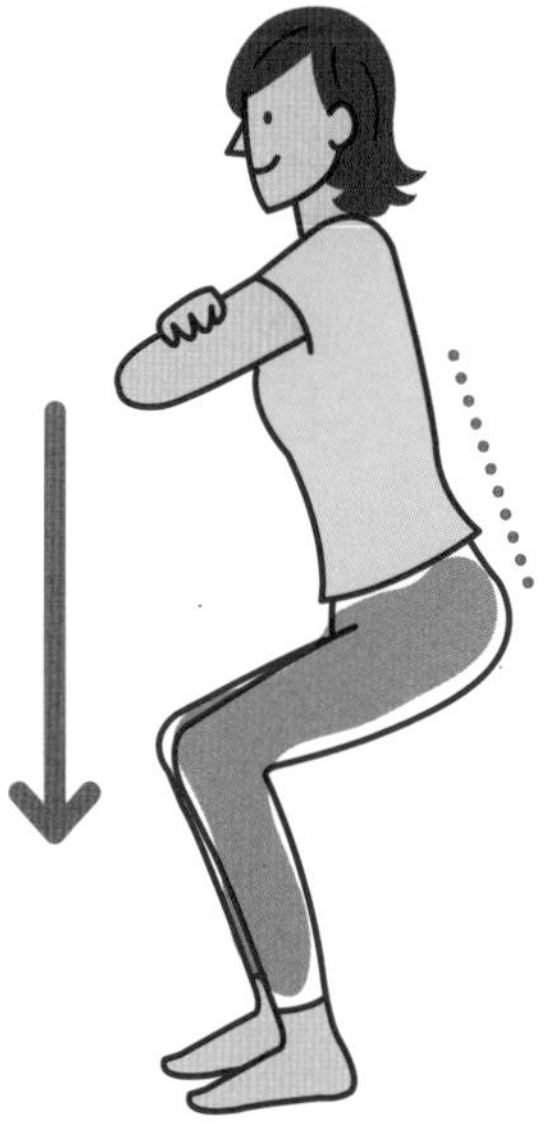

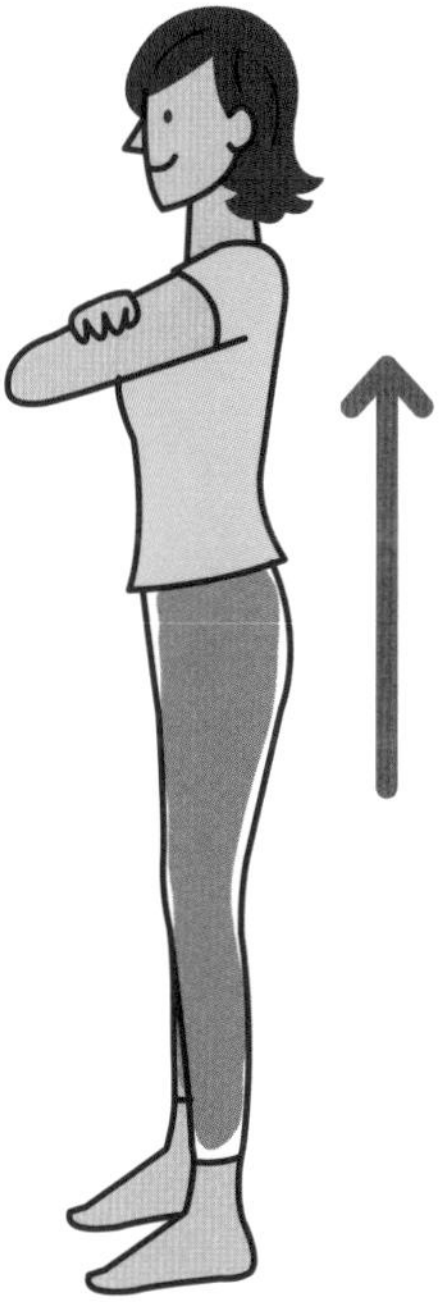

2 5秒かけて息を吐きながらゆっくりとひざを曲げる。ひざがつま先の真上にくるまで曲げる。お尻を少しだけ後ろにつき出してひざを曲げると、太ももに力が入る。腰を落としきったら一気に残りの息を吐ききる

3 5秒かけて、息を吸いながらゆっくりと立ち上がる。立ち上がったときに、ひざが伸びきらないようにして、再び曲げる動作に入る

※実際のところ、呼吸はあまり気にしなくていい。それよりも1カ月毎日続けることを重視しよう！　体の変化にビックリするはずだ！

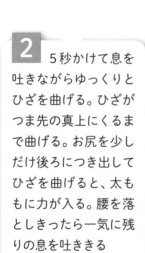

45 下半身の筋肉を動かせば、効率よく脂肪が燃える

4つのビッグな筋肉がターゲット！

スロースクワットをはじめとする運動の習慣は、脂肪肝の改善に大きな威力を発揮します。

たとえば、肥満や糖尿病になるとインスリンの働きが弱まり、肝臓に中性脂肪が溜まりやすくなりますが、運動は肥満や糖尿病を改善してくれます。また、運動によってエネルギー（ブドウ糖）が消費されれば、そもそも中性脂肪がつくられにくくなります。

同時に、**運動によって脂肪筋を改善**することも目的です。脂肪肝がなかなか改善しない場合、脂肪筋を疑うと32ページで述べました。脂肪筋になると筋肉の質が低くなり、インスリンの効きが弱くなります（インスリン抵抗性）。これが、頑固な脂肪肝にもつながっていると考えられるのです。

標的は、中性脂肪が溜まりやすい大きな筋肉に置きます。大きい順に次の4つです。

①大《だい》腿《たい》四《し》頭《とう》筋《きん》（太ももの前側の筋肉）
②下《か》腿《たい》三《さん》頭《とう》筋《きん》（ふくらはぎの筋肉）
③大《だい》臀《でん》筋《きん》（お尻の筋肉）
④ハムストリングス（太ももの裏側の筋肉）

スロースクワットは、この4つの筋肉すべてを刺激できるスーパーな運動です。

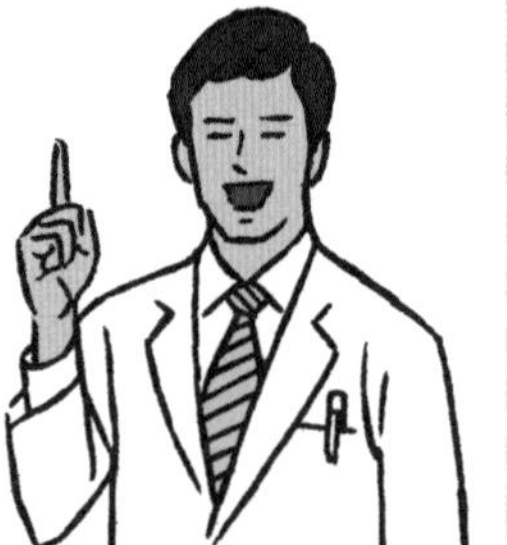

スロースクワットを始めた男性の血液検査値の変化

各目標値	計測日	7/13	8/16	9/21	10/17
AST	16(IU/ℓ)以下	**45**	17	14	14
ALT	16(IU/ℓ)以下	**83**	31	18	22
γ-GTP	0-80(IU/ℓ)以下	45	37	31	35
HbA1c	4.6-6.2(%)	**9.1**	6.7	5.9	5.8
血小板数	13万～37万(μℓ《マイクロリットル》)(13～37×10⁴/μℓ)以下	20.2	21.4	20.9	19.8
グルコース	70-109(mg/dℓ)	**122**	116	111	114
アルブミン	4.5(g/dℓ)以上	**4.4**	4.4	4.5	4.6

スロースクワットを１日３セット開始

下半身大きな筋肉

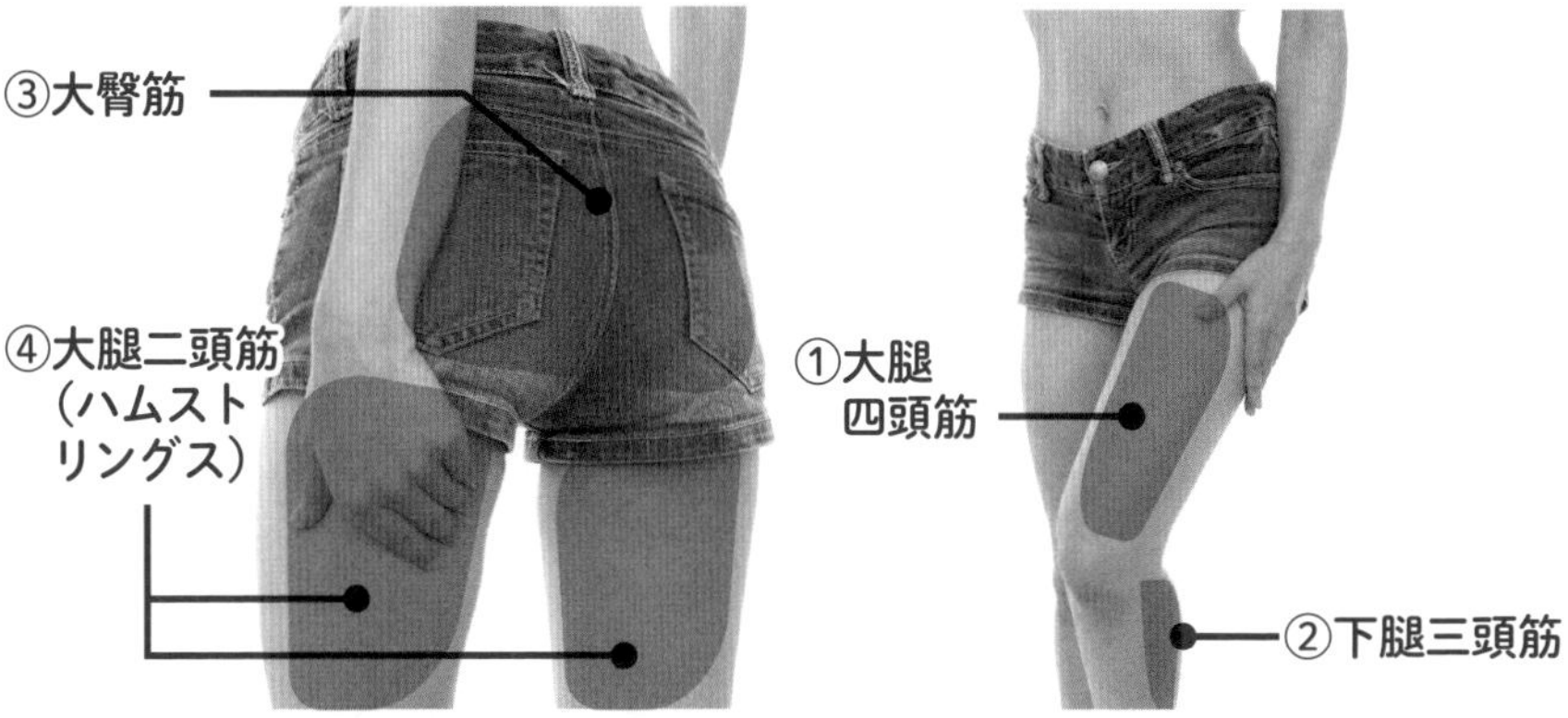

46 「第2の心臓」ふくらはぎを鍛えて脳の働きもアップ

通勤電車や会社でもできるヒールレイズ

下腿三頭筋は、ふくらはぎの腓《ひ》腹筋《ふくきん》とヒラメ筋の総称で、**「第2の心臓」**とも呼ばれています。

立っていても座っていても、人間の血液は、重力の影響で下半身に溜まりがちになります。それでも、心臓は新鮮な血液を上半身から脳にまで届け続けなければいけません。**下腿三頭筋は、下半身の血液を、重力に逆らって上半身に押し返すポンプの役割をしている**のです。下半身を動かしたときにふくらはぎが縮んだりふくらんだりするポンピング作用によって、血液が上半身に運ばれます。押し返した血液が逆流しないように、脚の静脈には、ところどころ逆流防止弁もついています。

この下腿三頭筋を鍛えるのがヒールレイズです。

① 4秒かけてかかとを上げる

② 下げたあと、床から1㎝上で止め、再び4秒かけて上げる。かかとを地面に着けないところが効果の秘密！

どうしてもよろけてしまう場合は、イスなどにつかまるといいでしょう。通勤電車でつり革につかまってもできます。デスクワークで脚の血行が悪くなったときにも、立ち上がって行なうと脳がスッキリします。

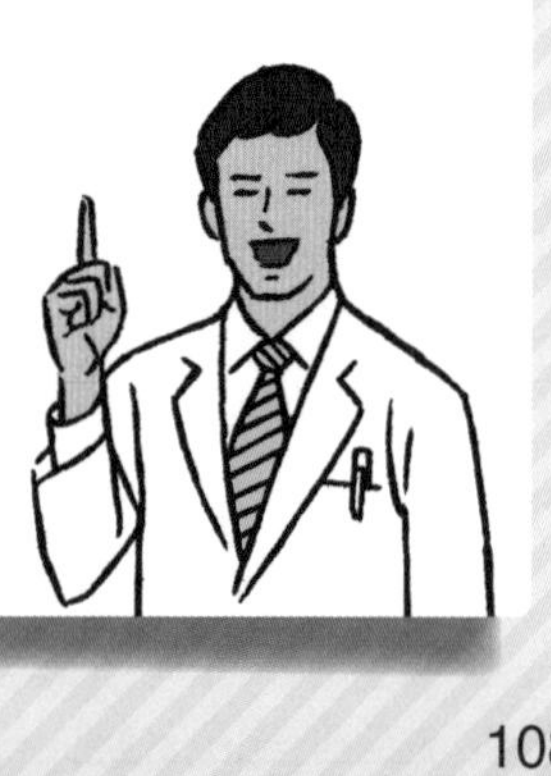

「ヒールレイズ」のやり方

4秒でかかとを上げ、4秒で床から1cmくらいのところに下げる。10回くらい繰り返す

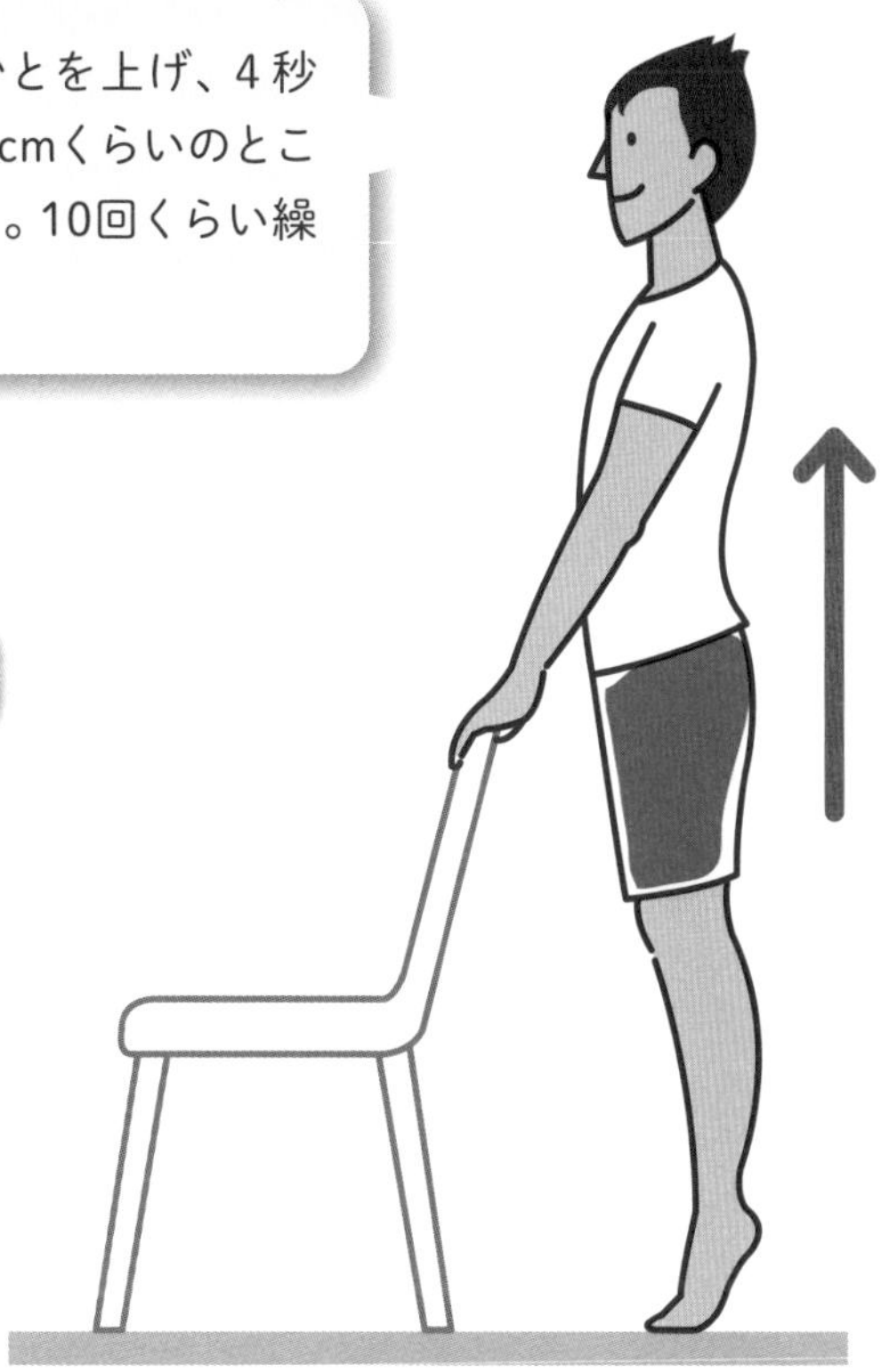

電車の中でも！

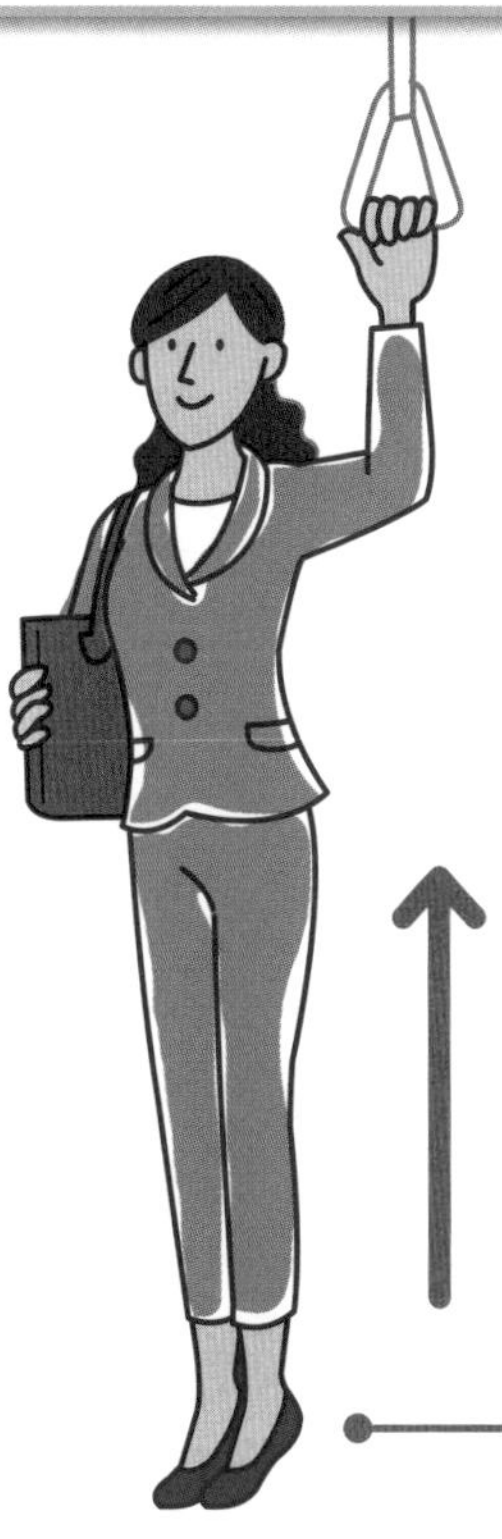

かかとは高く上げるほど効果的。足と足の間を狭くしたり広げたりして試そう

47 「ズボラもも上げ」で最大の筋肉群を集中して刺激

大腿四頭筋をイスに座ったまま鍛え抜く

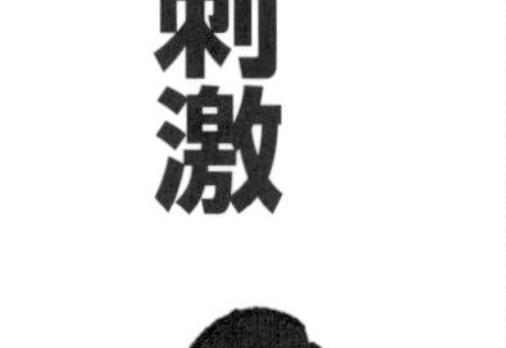

大腿四頭筋は、大腿直筋など4つの筋肉からなる筋肉群の総称です。ここを集中的に刺激する運動が、レッグエクステンション（もも上げ）です。

人体で最大の筋肉群だけに、運動効果も大きいといえます。この部分の中性脂肪を落とせれば、脂肪肝を予防する効果も大きいことは確実でしょう。

手順は次のとおりです。

① イスに深く座って背筋を伸ばす

ねこ背にならないように、落ち着いて深呼吸をしましょう。

② 両脚をそろえて、床と並行になるまで足を上げる

太ももの前側と腹筋に力が入っていることを意識するのが、この運動のコツです。

「もも上げ」に1秒、「もも下げ」にも1秒。各1秒を繰り返して「上げ下げ」をするといいでしょう。

足を上げるときに息を吐き、下ろすときには吸います。

5回を1セットとして、5セットを行ないます。

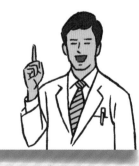

「ズボラもも上げ」のやり方

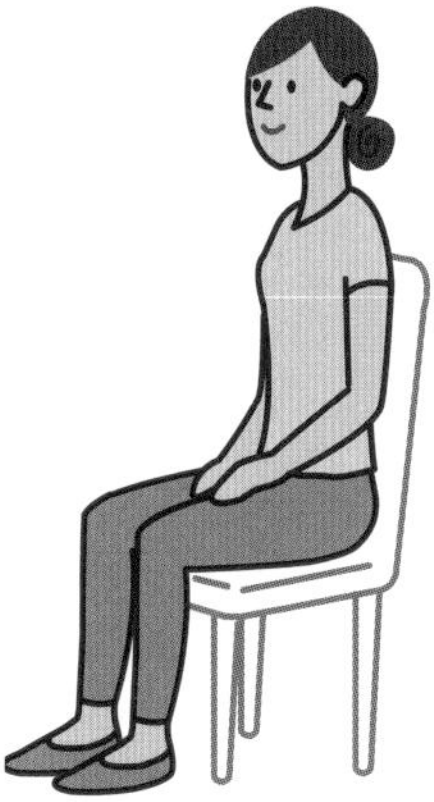

イスに座って背筋を伸ばす

イスに深く座って背筋を伸ばす。座り方が浅かったり、ねこ背で座ったりすると、トレーニングの効果があまり上がらないので、きちんと座る

床と平行になるまで両足を上げる

太ももにギュッと力を入れて脚を水平に保つ。これにより、筋肉がより収縮し、トレーニング効果が期待できる

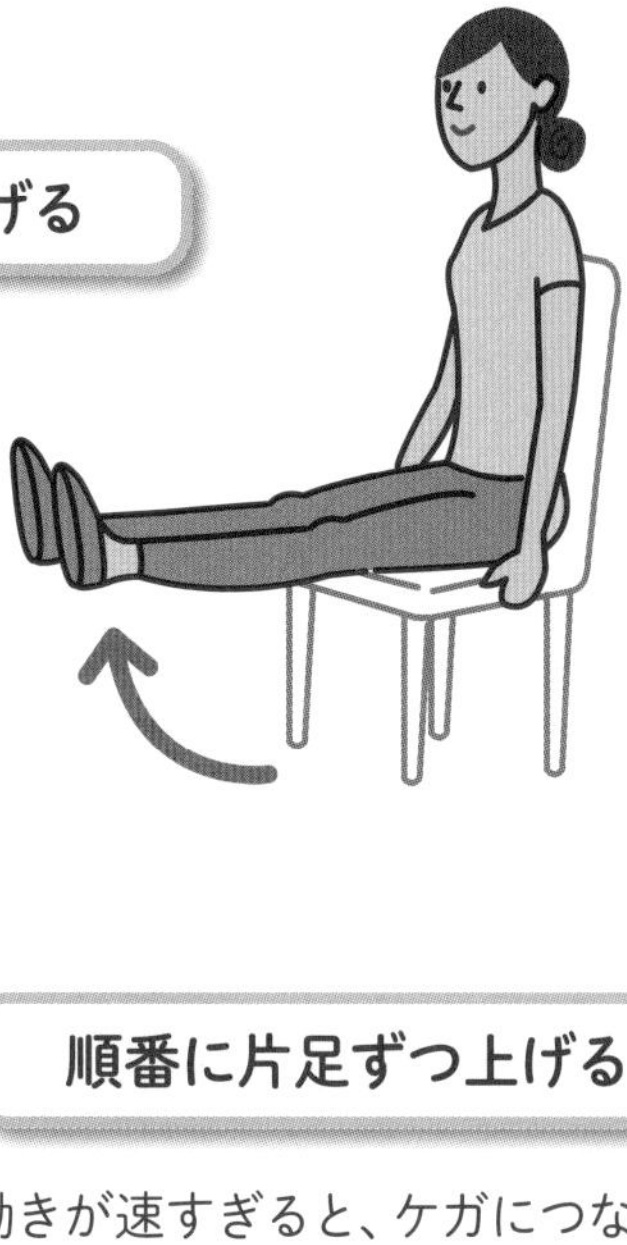

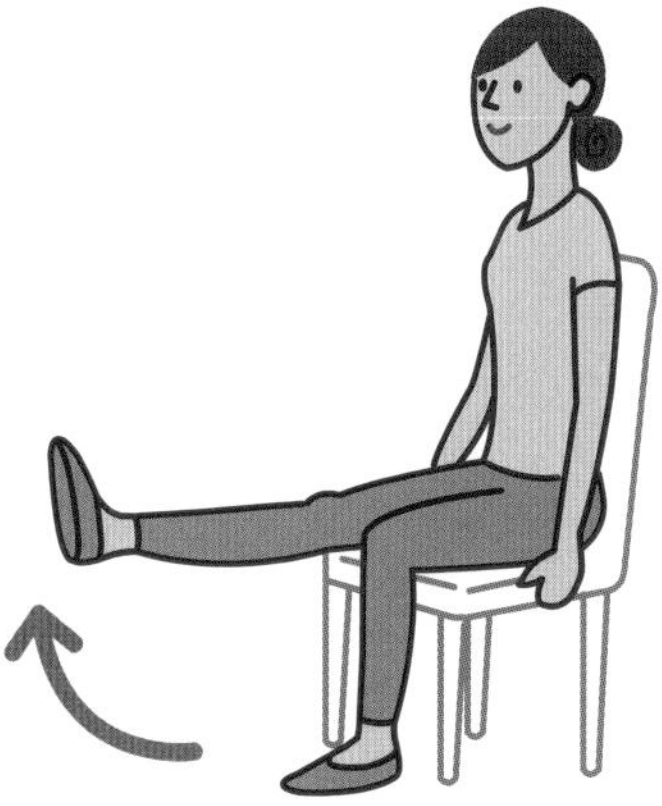

順番に片足ずつ上げる

動きが速すぎると、ケガにつながることもあるので、ゆっくりていねいに上げる

いっぺんに両足を上げられらない人は、片足ずつやっていこう！

48 「ヒップリフト」で大臀筋をキュッとシェイプアップ

ゴロリと横になって腰を上げるだけ！

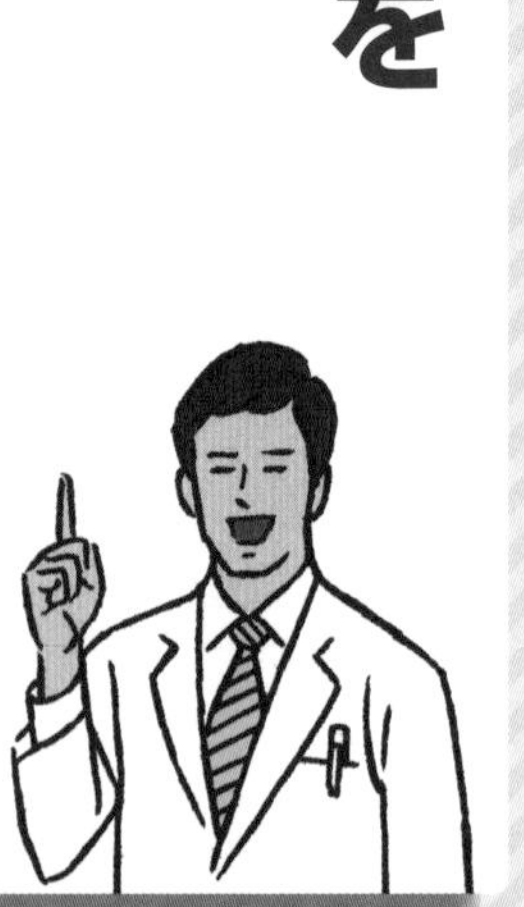

大臀筋《だいでんきん》は、単独の筋肉としては、人体で最大の大きさです。それだけに、ここを鍛えれば効率的に中性脂肪を減らすことができます。その最適の運動が、「ヒップリフト」です。

手順は次のとおり。

① 床にあおむけになり、ひざを直角に曲げる

足の裏全体をべったりと床につけます。

② 息を吐きながら、上半身と太ももが直線になるようにお尻を上げる

大臀筋に力を込め、お尻を締めるようにするのがコツです。

③ 息を吸いながら、ゆっくりともとの姿勢に戻る

④ 15回をワンセットとし、3セットを行なう

脂肪肝になると血液がドロドロになり、私はそれを**「ドロドロ血」**と名づけました。そのネーミングは、私が脂肪肝の血液を血液流動性測定装置・MC-FANで観察したときに自然と出てきたもので、のちにメディアで話題になりました。

NO《エヌオー》（一酸化窒素）を増やせば、血管が広がり、血流がよくなります。ヒップリフトは、それに最適な運動であり、同時に下肢の筋肉を増やすことができます。ぜひ試してみてください。

お尻を引き締める「ヒップリフト」のやり方

あおむけになり、ひざを直角に曲げる

あおむけで横になり、ひざを立てて、直角に曲げる。足の裏全体を、床につける

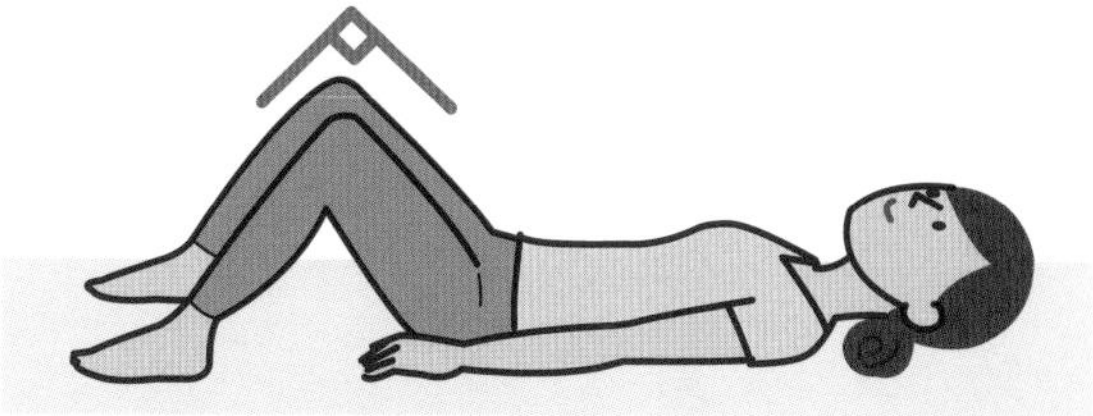

お尻を勢いよく上げる

息を吐きながら、上半身と太ももが直線になるようにお尻を上げる。大臀筋に力を込めて、お尻を締める。息を吸いながら下ろす。この動きを15回×３セット行なう

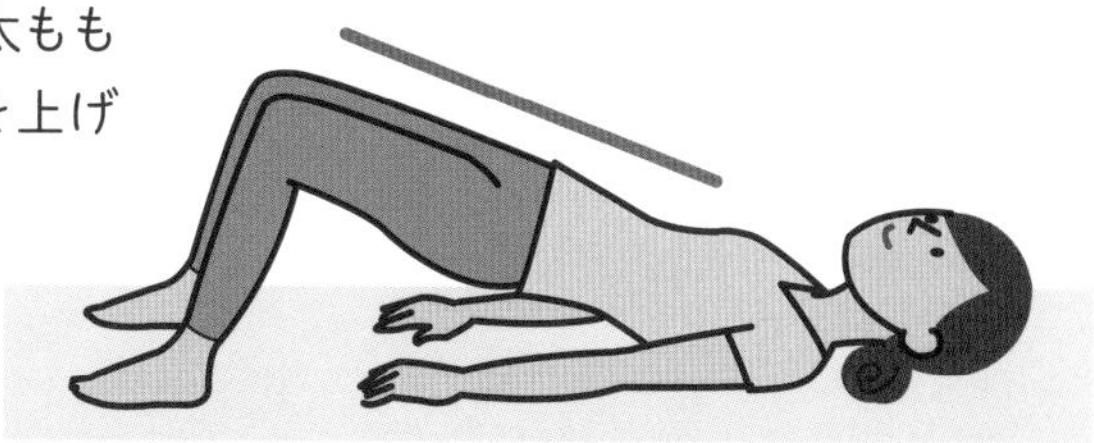

ドロドロ血の状態

ネバネバ血液

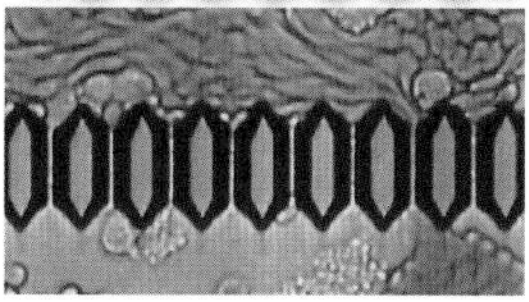

糖尿病の血液で、血糖が増えたため、赤血球の膜が硬くなり、赤血球どうしが重なり合ってネバネバしているように観察される

ベタベタ血液

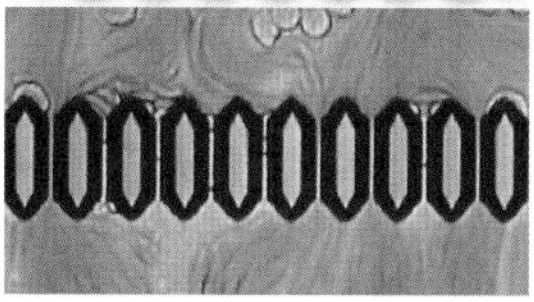

ストレスや喫煙で白血球が活性酸素によって硬くなり、血管壁に付着することで血流が悪くなる

ザラザラ血液

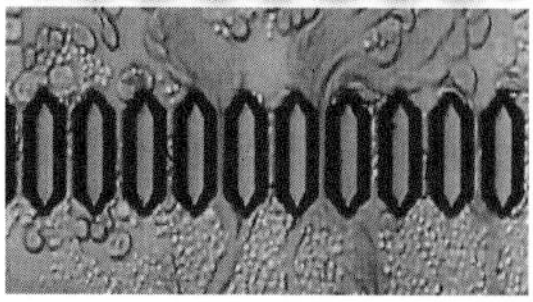

糖質のとりすぎで燃焼しきれなかった中性脂肪が血液中に増え、もろくなった赤血球の膜が破れて、血小板の凝集性を高める物質が放出される。その結果、血流が悪くなる

49

無酸素と有酸素のバランスが「低脂肪体質」の決め手

「脂肪の燃焼」と「基礎代謝の増加」がダイエットの両輪

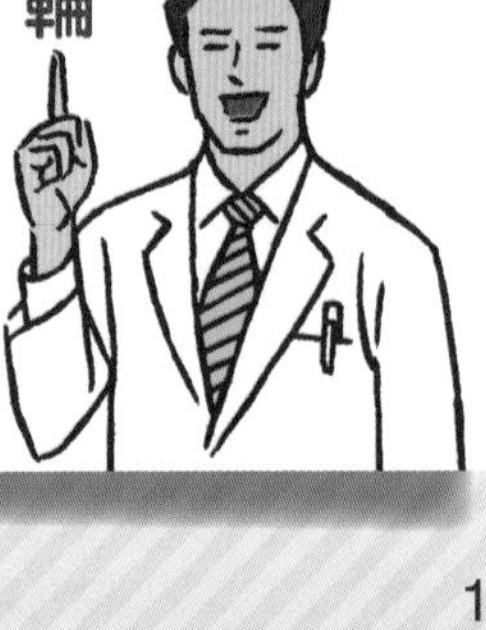

運動には、無酸素運動と有酸素運動があります。

無酸素運動とは、短時間に大きな負荷をかけることで、筋肉を大きくする運動です。エネルギー源は筋肉に蓄えられているアデノシン三リン酸ですが、量に限りがあるため、無酸素運動を続けられるのは、数分間になります。**ダンベルやマシンを使った筋肉トレーニングが無酸素運動の代表で、スロースクワットなども無酸素運動に入ります。**

一方、有酸素運動とは、酸素を取り入れながら脂肪や糖分を燃焼させる運動です。長時間続けられるので心肺機能の向上にも効果があり、**ウォーキング、ジョギングなどが有酸素運動の代表です。**

一般的には有酸素運動がダイエットに効果的とされますが、無酸素運動も筋肉が大きくなって基礎代謝が増えるので、太りにくくなる効果があります。**車の両輪のように、どちらもしたほうがいいのです。**

私のクリニックに通う患者さんには、嫌々始めた運動をきっかけに、見違えるような理想体型になった人が大勢います。

ぜひおっくうがらずにその効果を味わってください。まずは10日間やってみましょう。

ドロドロ血を防ぐ「ヒップリフト」

1 座面がひざより低いイスを用意する（キャスター付きのイスは、動いて怪我をする恐れがあるので不可）

2 イスの前で背筋を伸ばし、腕を胸の前で組む。そのまま足を肩幅より広めに開いて立つ（フラフラして難しければ、柱などにつかまってもOK）

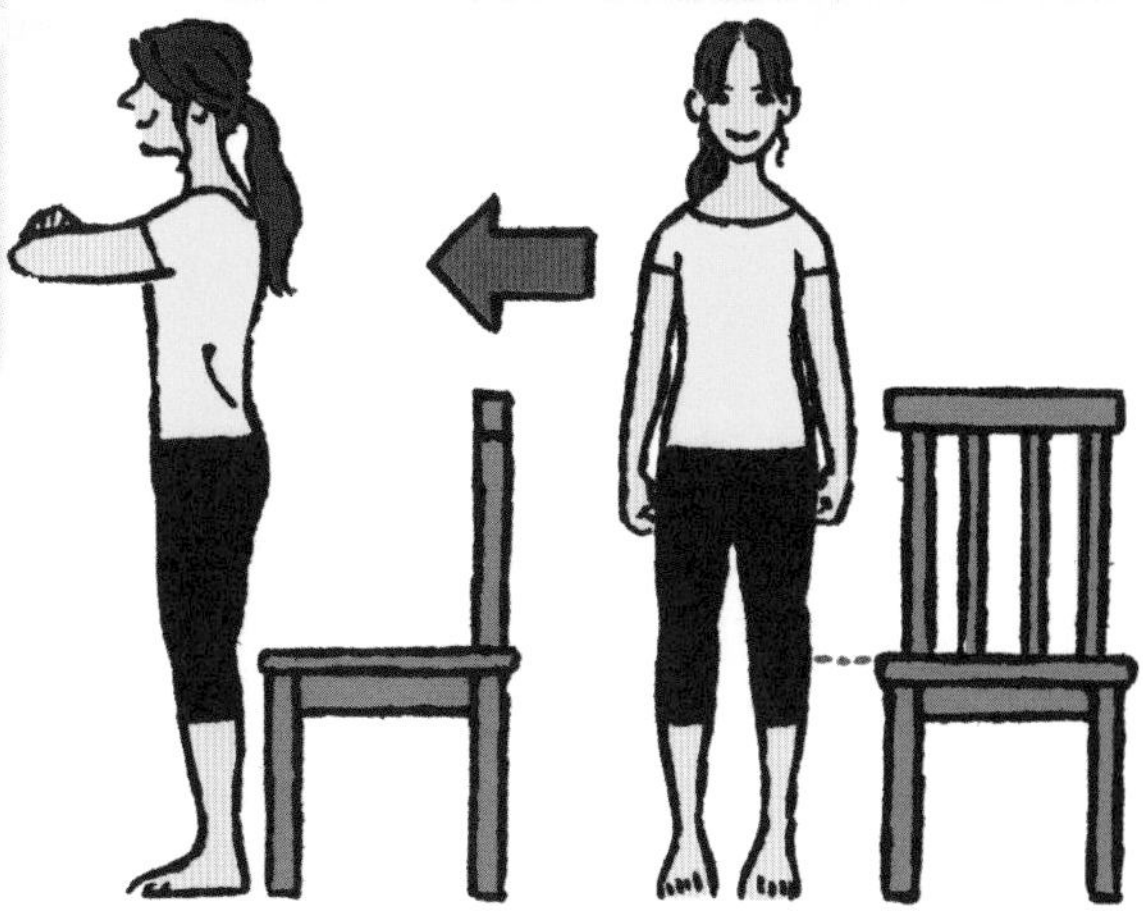

3 お尻を突き出しながらゆっくりひざを曲げ、太ももがイスにつかないところで止める。10秒間、この姿勢を維持

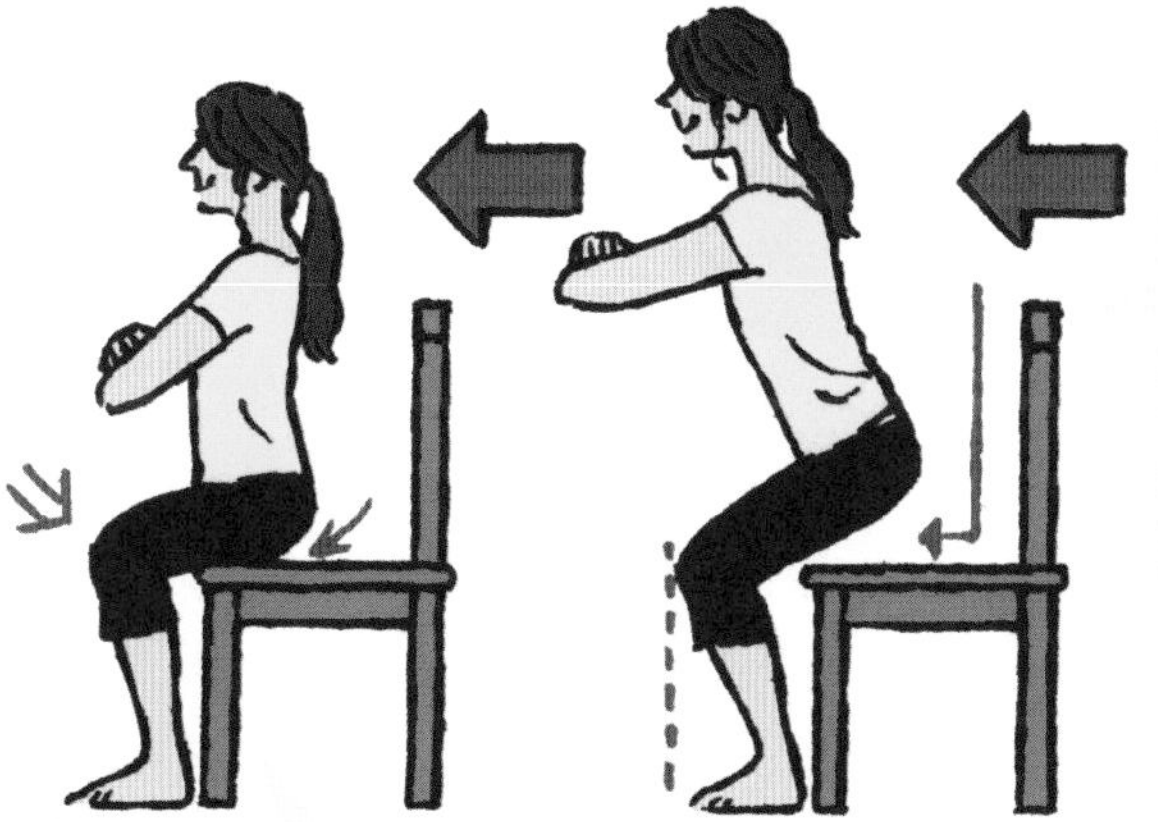

4 10秒経ったら、イスに座って、足の力を抜く。10秒休んだのち、また 1 に戻って繰り返し。以上のストレッチを、5回繰り返してみよう！

朝、昼、夜に、5回ずつ行なうのが理想!!

50

1日8000歩、背筋を伸ばしてウォーキング

アプリを使って日々の歩数をつかもう

有酸素運動で最も始めやすいのがウォーキングでしょう。特別な道具も必要なく、自分のペースで行なうことができます。効果を上げるためには、次のようなポイントを意識してください。

●正しいフォームで歩く
●スタスタと速めのスピードで歩く
●1日8000歩を目標とする

特に大切なのは、フォームです。まずは、**背筋をまっすぐに伸ばす**ことを意識してください。背筋が丸まると腕が十分に振れなくなり、足がうまく運べず、速く歩けなくなります。デスクワークの多い人は「ねこ背」になりがちですが、**頭を天から引っ張り上げられているかのように意識する**と背筋が伸びます。

1日の目標は、日常の歩行も含めて、8000歩。無理に早足にする必要はありませんが、ある程度のスピードを心がけてください。歩幅に注意すれば、自然にスピードは上がっていきます。

計測には歩数を自動的に計測してくれるスマホもありますし、無料のアプリも多くあります。あとは電車通勤なら1つか2つ手前の駅で降りて歩いたり、階段を使うのも効果的です。

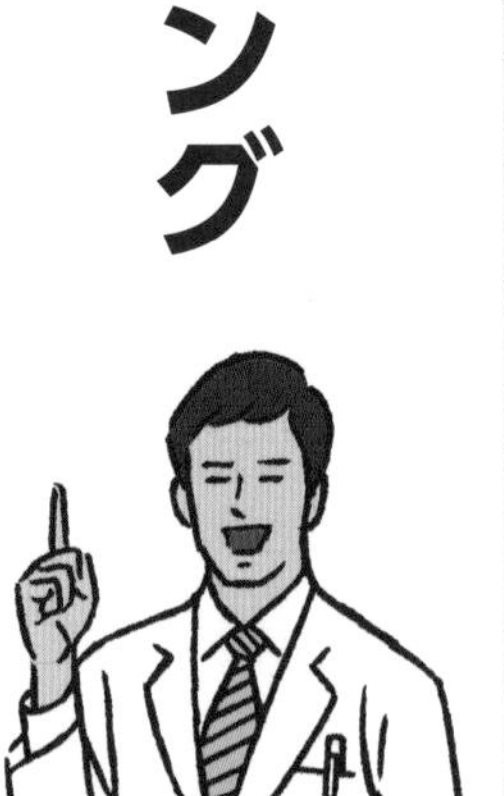

運動効果がアップする正しいウォーキングフォーム

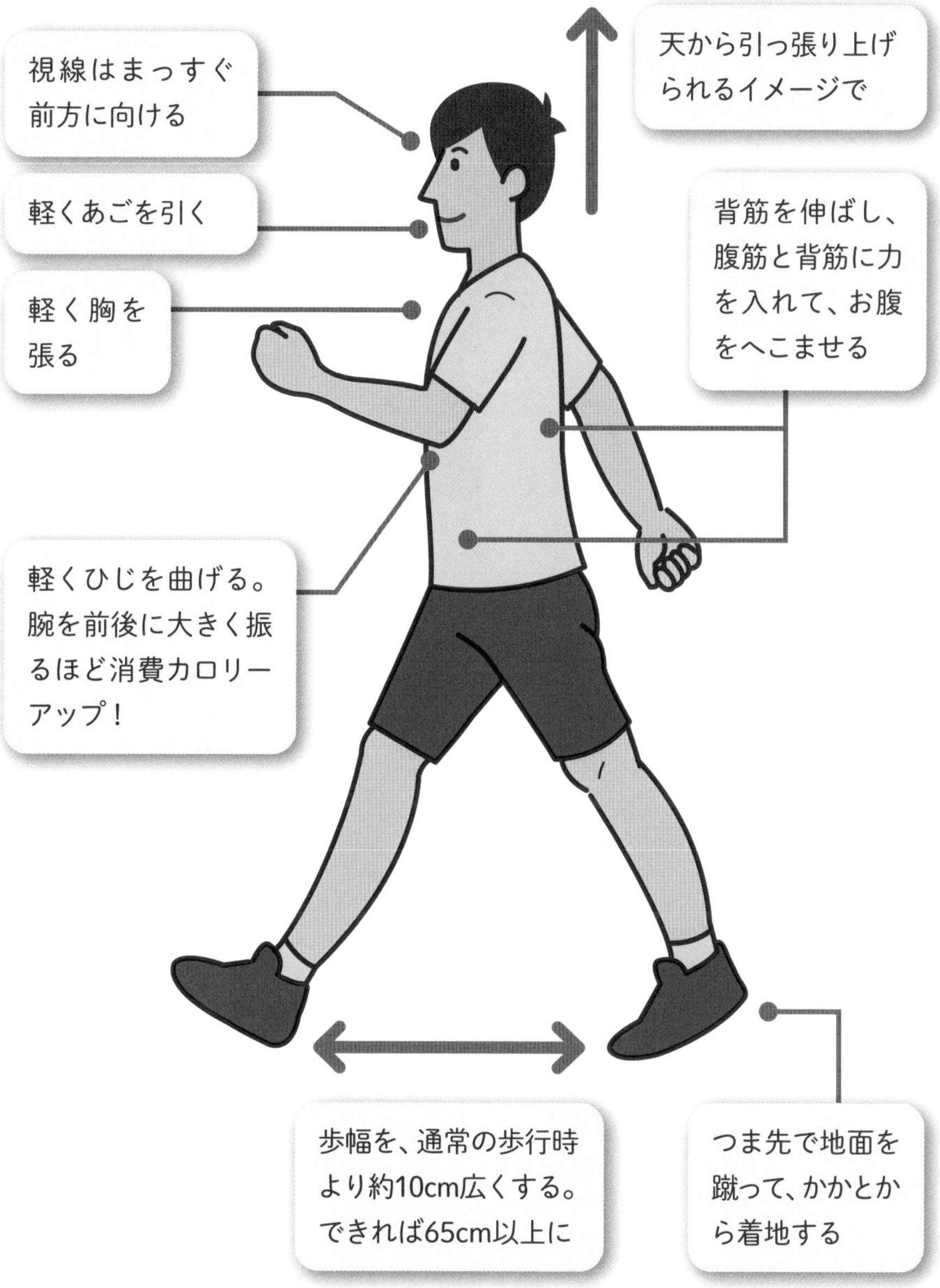
天から引っ張り上げられるイメージで
視線はまっすぐ前方に向ける
軽くあごを引く
軽く胸を張る
背筋を伸ばし、腹筋と背筋に力を入れて、お腹をへこませる
軽くひじを曲げる。腕を前後に大きく振るほど消費カロリーアップ！
歩幅を、通常の歩行時より約10cm広くする。できれば65cm以上に
つま先で地面を蹴って、かかとから着地する

51 体にやさしい水中ウォークとバスマッサージ

ひざや腰を傷めるリスクが少ないのがうれしい

有酸素運動で最も体にやさしいのが、水中ウォークでしょう。水の中では浮力があるために血圧が下がり、高血圧の人にはおすすめの運動です。また、浮力のおかげで、**ひざや腰への負担がほとんどない**のもうれしい点です。やり方も簡単で、プールの中を歩くだけ。2つの注意点があります。

●始める前にシャワーを浴びる

●始める前に水分を補給する

シャワーでプールの水温に順応すれば、心臓への負担が減ります。また、水中では気づかないのですが、かなりの汗をかきますから、事前に十分な水分補給をしておく必要があります。

お風呂の効用にもふれておきましょう。適温のお湯につかると体が温まり、血管が拡張します。血圧が下がり、血行がよくなってリラックスできるのは、大きな効用です。お湯が熱すぎると、血圧が上昇してしまうので、**38〜40度が最適**です。

入浴中には、マッサージや歯磨きもしましょう。ふくらはぎや太もも、腕、肩などを揉《も》むと、全身がほぐれます。また、入浴の1時間後が入眠の絶好機。温まった体が冷えるときに、眠りのホルモン「メラトニン」がたっぷり出ます。

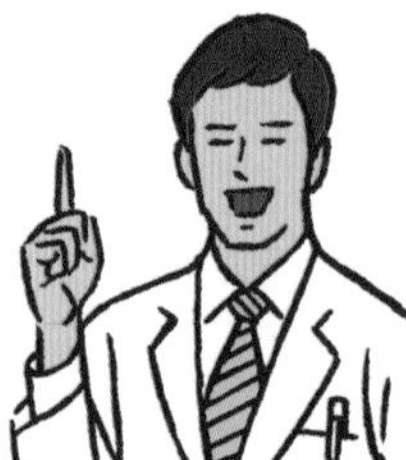

理想的なお風呂の入り方

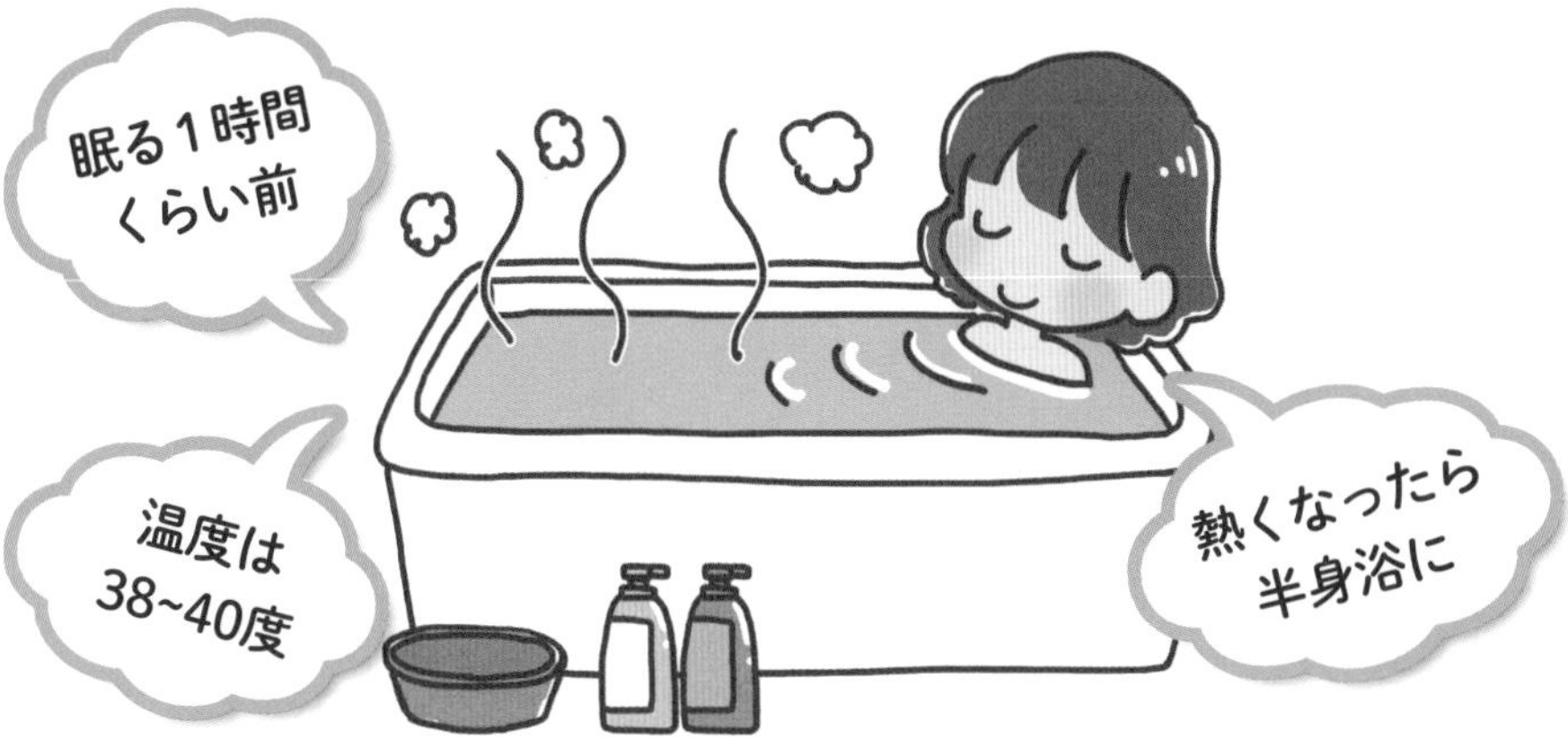
眠る1時間
くらい前
温度は
38~40度
熱くなったら
半身浴に

ドラックストアで入手できる重炭酸入浴剤は、水素イオン濃度が血管や血液と同じく中性で、おすすめ！

重炭酸イオンが血管の内膜に到達すると、NO（一酸化窒素）の産生がうながされ、血管が拡張。血行がよくなり、体が冷めにくい。

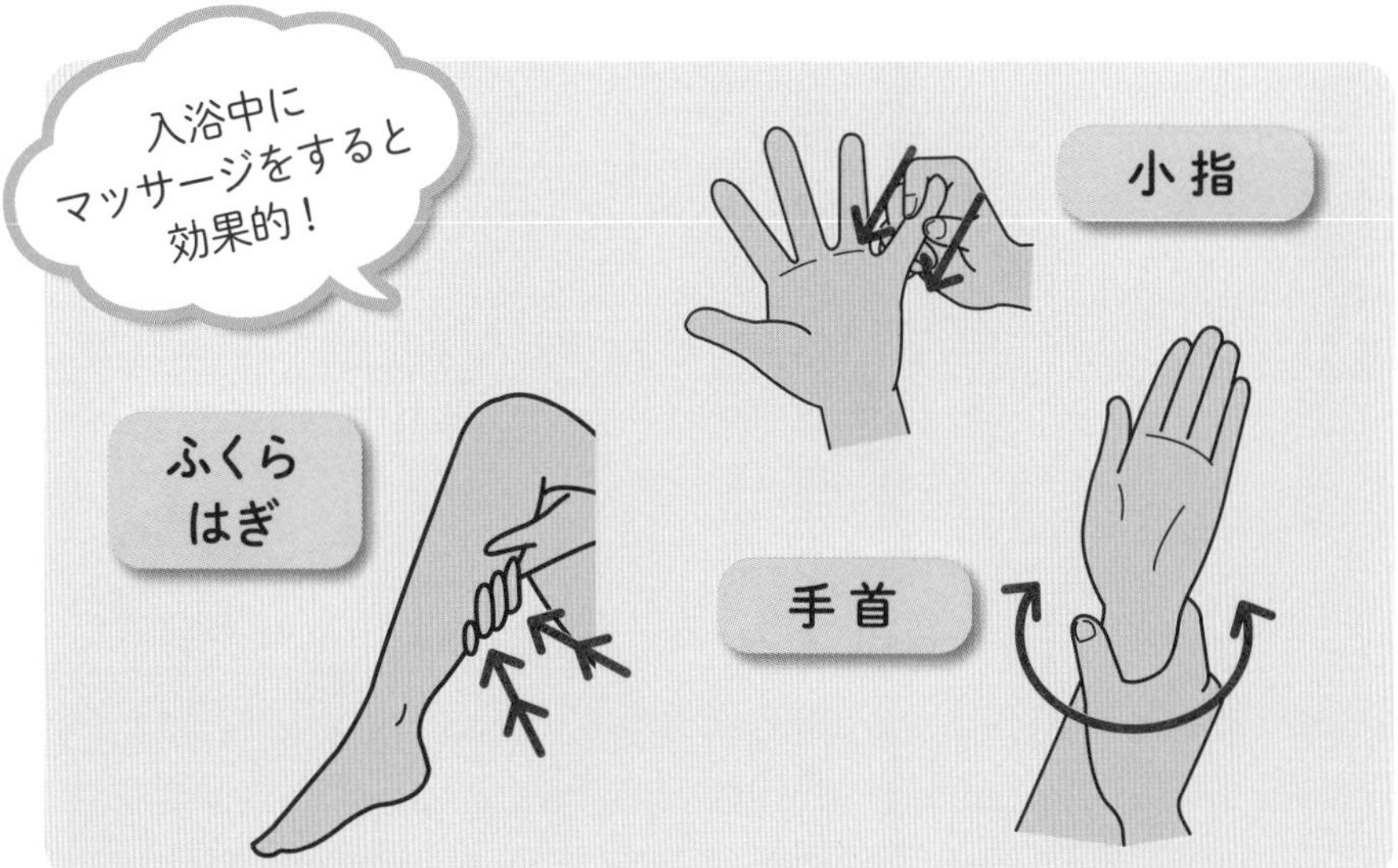

52 気持ちよく伸ばして「ねこ背」にバイバイ！

筋肉をほぐし、全身のパフォーマンスを向上！

運動をしたあとは、筋肉の回復をうながすメンテナンスが必要です。毎日の生活に、筋肉を伸ばすストレッチ運動を取り入れてください。

最も大切なのは背中のストレッチです。背中にある広背筋《こうはいきん》、僧帽筋《そうぼうきん》などは、姿勢の保持に重要な役割を果たしています。ねこ背を防ぎ、オマケに肩こり防止にもなります。

やり方は、まず、背筋を伸ばして立ち、胸の前で両手をゆるやかに組みます。そして、軽くひざを曲げながら、背中の筋肉を伸ばすだけ。**両肩を前に出すようにするのが、背中をほぐす**コツです。

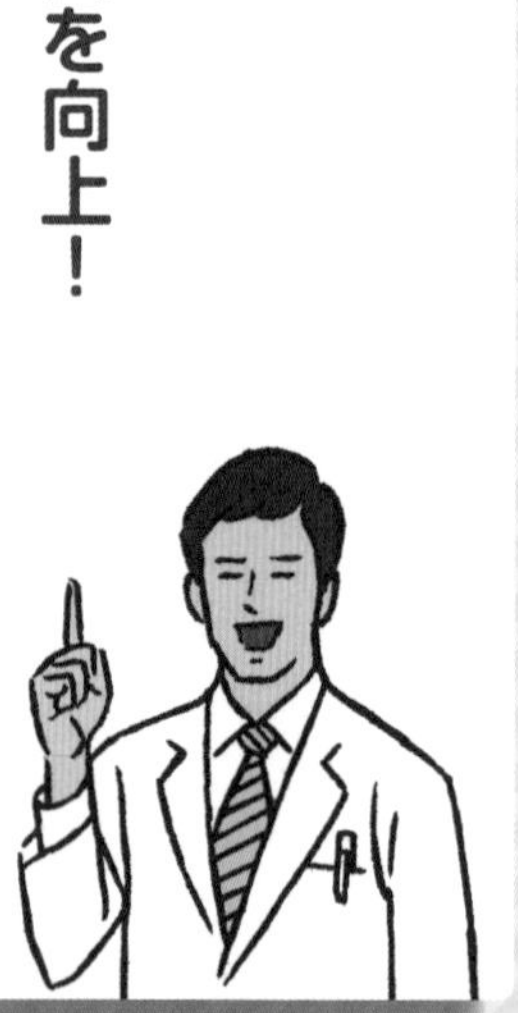

現代人はデスクワークをあまりしない人でも、ねこ背になりがち。ねこ背の元凶はスマホだと、私は見ています。スマホを長時間操作していると、肩がすぼまり背中が丸まってしまうのです。

ねこ背は、血流の悪化、血圧の上昇、内臓の圧迫、肺活量の減少といった悪影響を体に与えます。当然、脂肪肝や生活習慣病の要因にもなります。

図で示したように、ねこ背になると、まっすぐに立っているべき首の骨が前傾してしまいます。これが肩こりや頭痛、ひどくなると頸椎《けいつい》ヘルニアを引き起こす原因になるのです。

脂肪肝の原因にもなる「ねこ背」

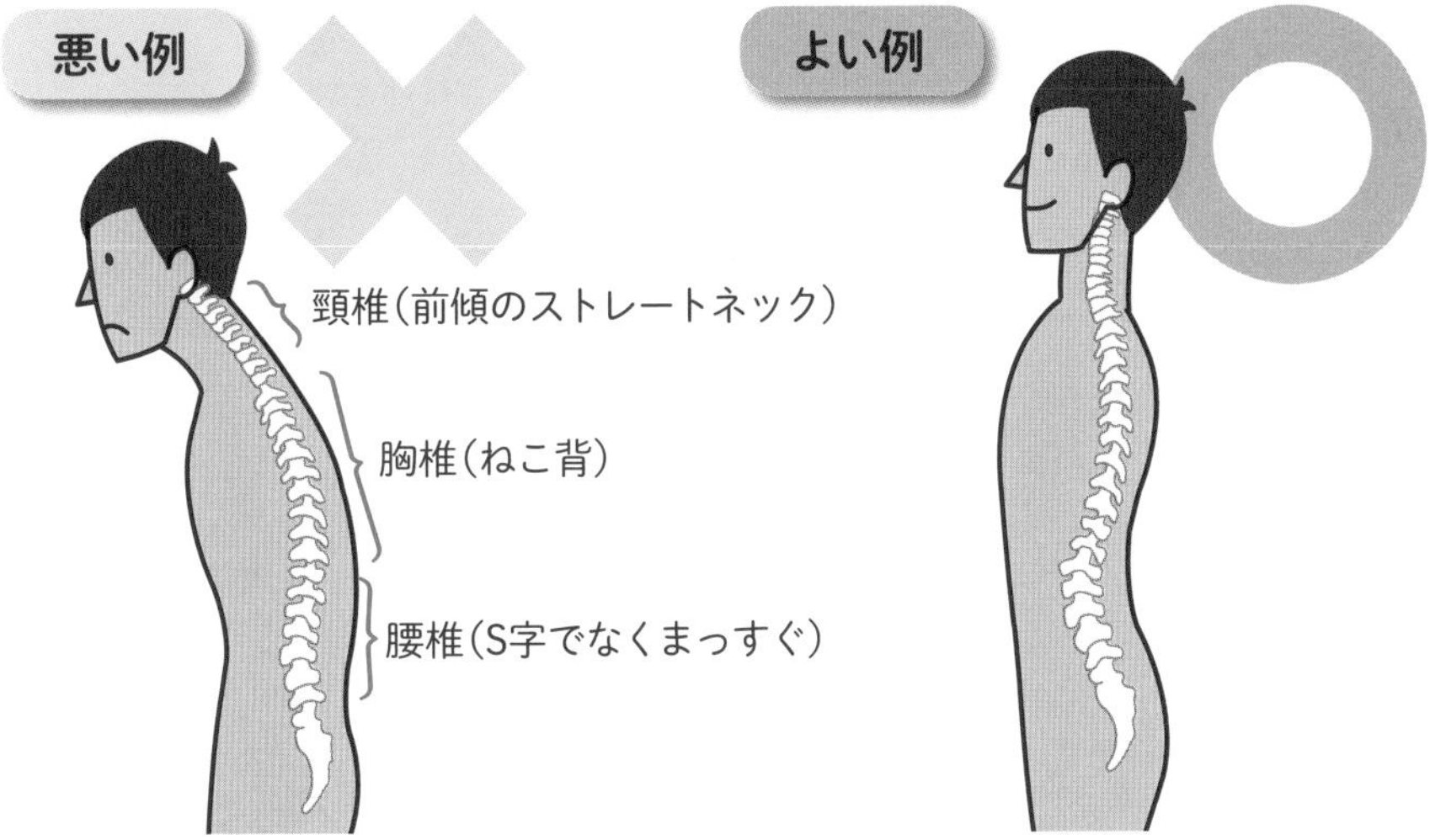

「背中のストレッチ」のやり方

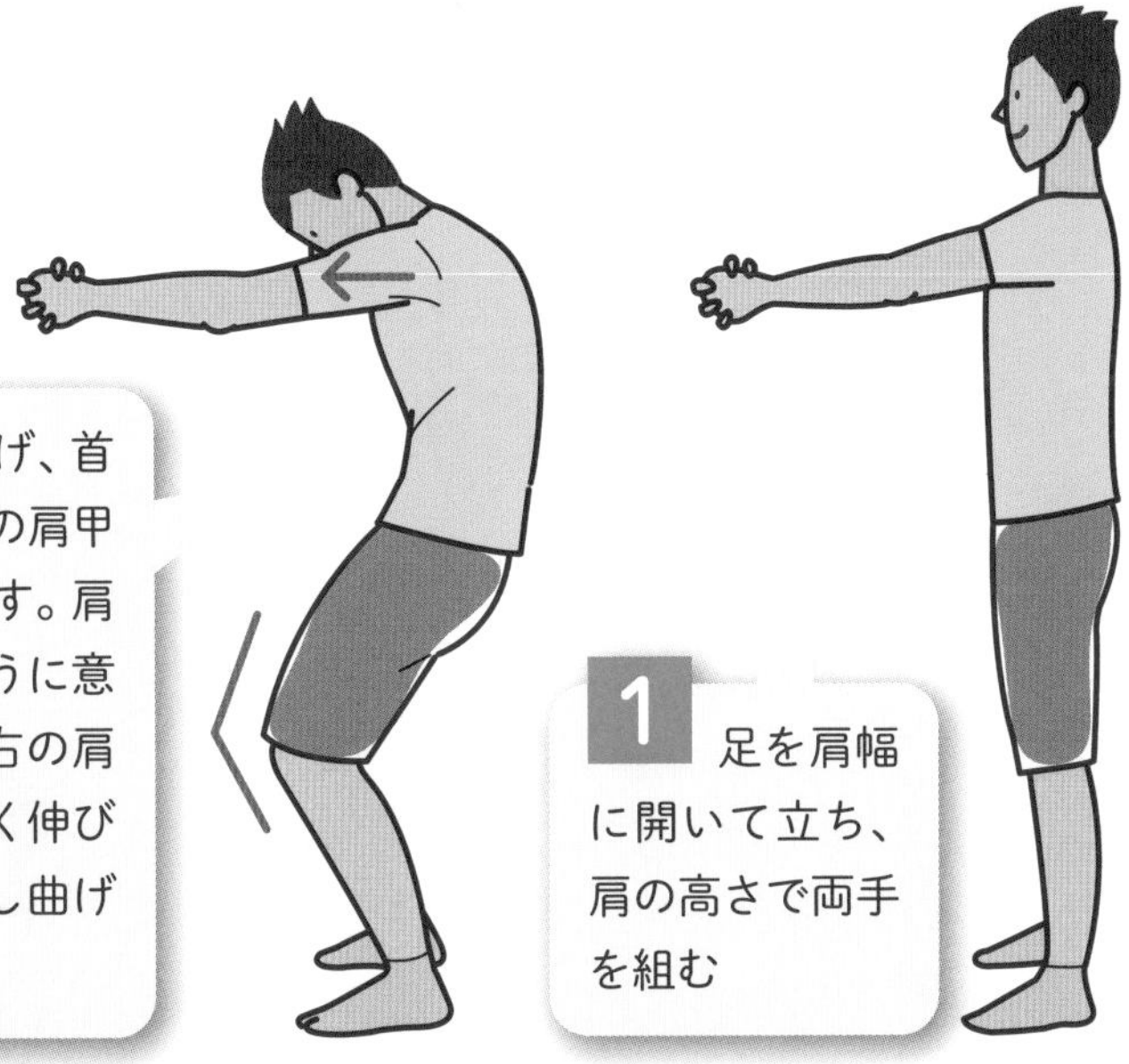

2 頭を下げ、首の後ろと左右の肩甲骨の間を伸ばす。肩を前に出すようにに意識すると、左右の肩甲骨の間がよく伸びる。ひざも少し曲げてゆるめる

1 足を肩幅に開いて立ち、肩の高さで両手を組む

53 疲れも痛みも取れる！ 腰のストレッチ

気持ちがいいところまで、ゆっくりと曲げる

背中と同じくらい大切なのが、腰のストレッチです。

腰はどんな動きをするときにも要《かなめ》となる重要な部位です。腰に痛みが発生すると、生活に支障をきたすだけでなく、脂肪肝を改善するための運動もできなくなります。

間接的ではありますが、腰が痛むことによって運動不足になり、それが生活習慣病の原因になることもあるのです。

ですからストレッチによって、腰痛を防ぎましょう。

ストレッチの方法は、次のとおりです。

① 床に座り、足の裏を合わせる

② 左右の手のひらを上向きにし、太ももの内側から、ふくらはぎの下に挟み込む

③ その姿勢のまま、息を吐きながら、10秒間かけてゆっくりと上体を前方に倒していく

無理に深く曲げようとすると、痛みを感じることがあります。そこまでいくとやりすぎです！ ギリギリのところ、**気持ちのいいところまでにするのがポイントです。**

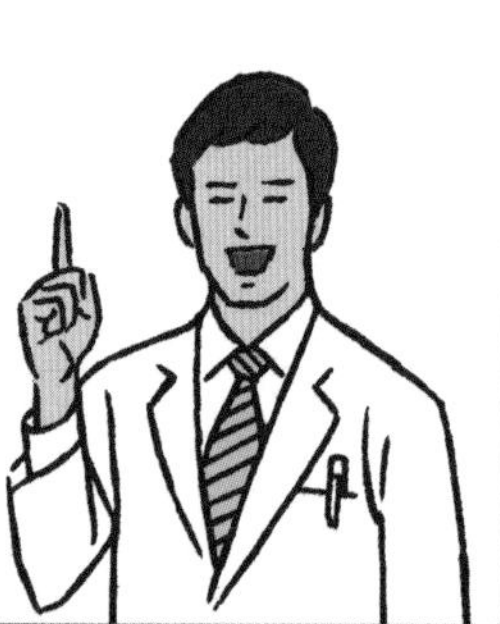

「腰のストレッチ」のやり方

足裏を合わせて座り、手を差し込む

床に座り、両足の裏を合わせる。両手のひらを上に向けて、足首に当てるようにふくらはぎの下にもぐらせる

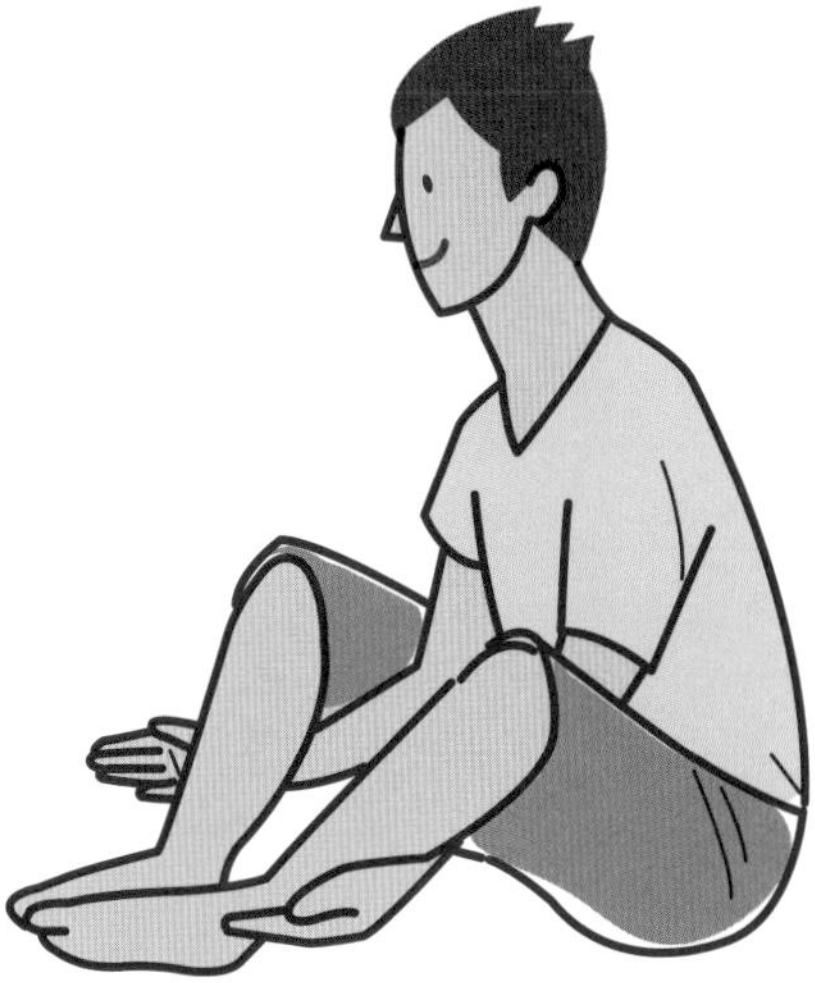

両手を持ち上げて前屈する

差し込んだ両手を上に持ち上げながら、上体を前屈させる。上半身を床に近づけて腰を大きく伸ばし、10秒数える

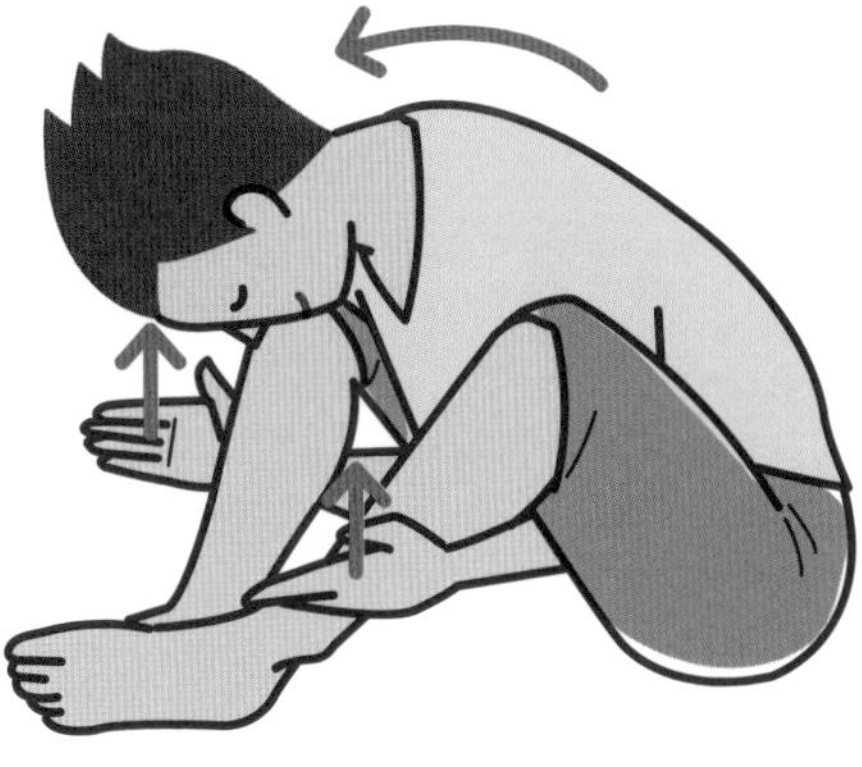

54 ストレスを消しさり、自律神経のバランスを保とう

笑って遊んでときどき泣いてぐっすり眠るが勝ち！

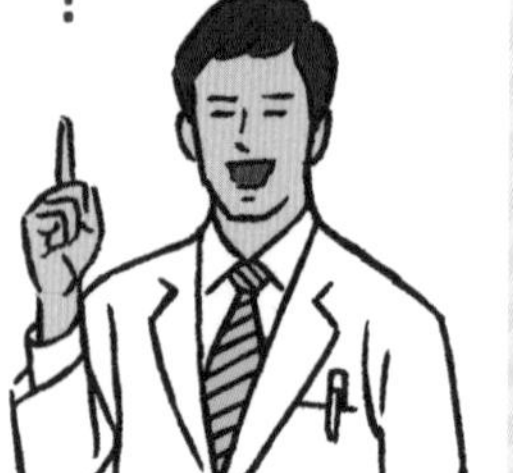

ＮＡＦＬＤには、自律神経失調症が多く関連すると言われます。自律神経は、日中の活動的なときには交感神経が優勢になり、リラックスした夜などには副交感神経が優勢になります。就寝時は、副交感神経が働くことでぐっすりと眠れます。

しかしストレスで自律神経のバランスが崩れると、夜でも交感神経が優勢になり、心拍数が上がって目がさえ、眠れなくなります。**やがてうつや頭痛、めまいなど、さまざまな症状が表れます。**

ストレスの要因には、対人関係、金銭問題、仕事のプレッシャーから騒音、大気汚染までさまざまあり、ストレスをまったくなくすことは現実には不可能。なので日々発散することが大切です。次の2つがいずれの要因にも効果的です。

まず、趣味を持つこと。気分が転換でき、仲間も広がります。また、映画鑑賞などで泣いたり笑ったりすることもストレス発散につながります。

あとは睡眠時間の確保。夜遅くまで起きていたり、昼まで寝たりする生活ではなく、規則正しい生活をすることで多少のストレスは乗り切れるようになります。入眠しやすくするための音楽、アロマ、枕などを探すのもいいでしょう。

生活習慣病の予防にもなる「ストレス」の取り除き方

1 趣味を持つ

空気のキレイなところに出かけるだけでストレスはやわらぐ！　知らない場所を巡れば脳にも心地いい刺激に！

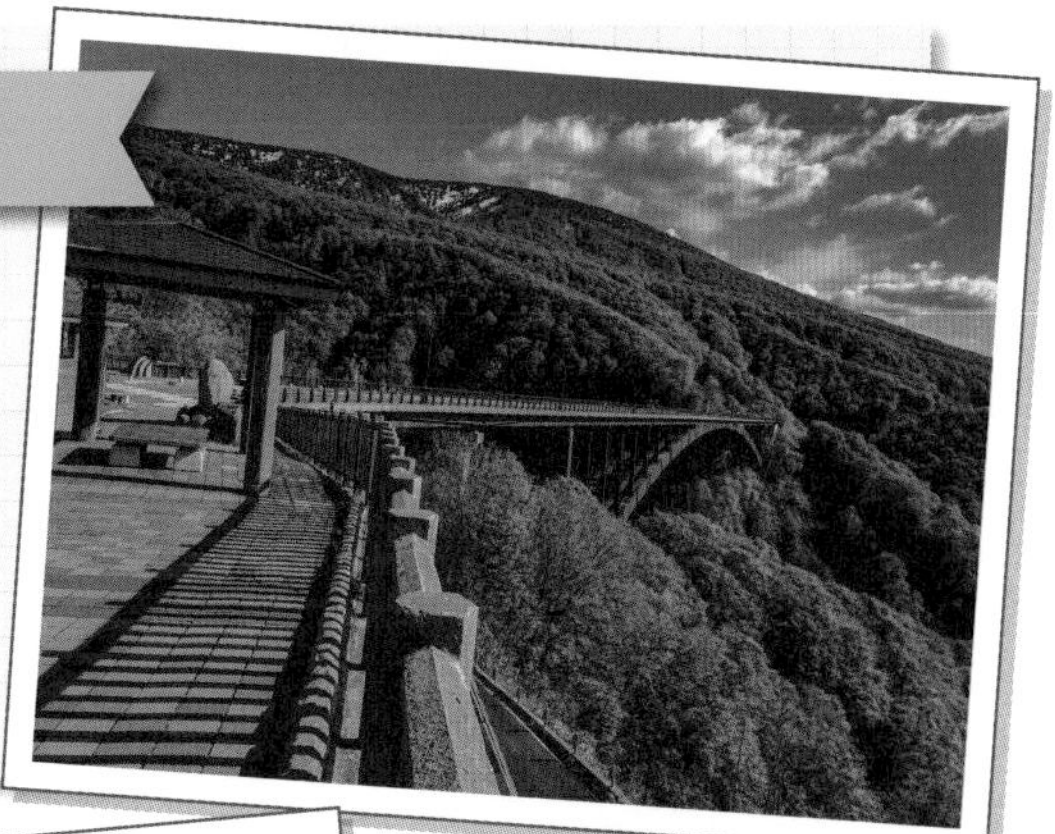

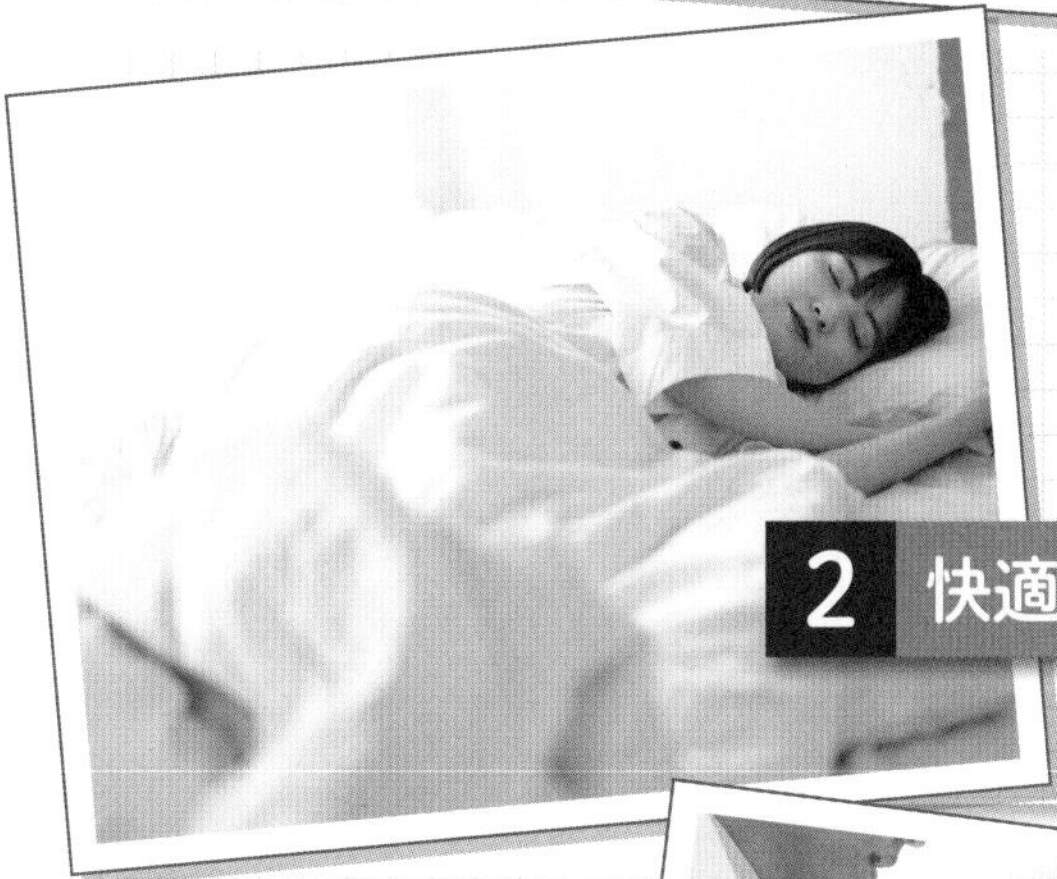

たとえ目が覚めていても7～8時間体を横たえて心臓の負荷を減らすことがポイント

2 快適な睡眠をとる

できれば医療設備の新しいところで！

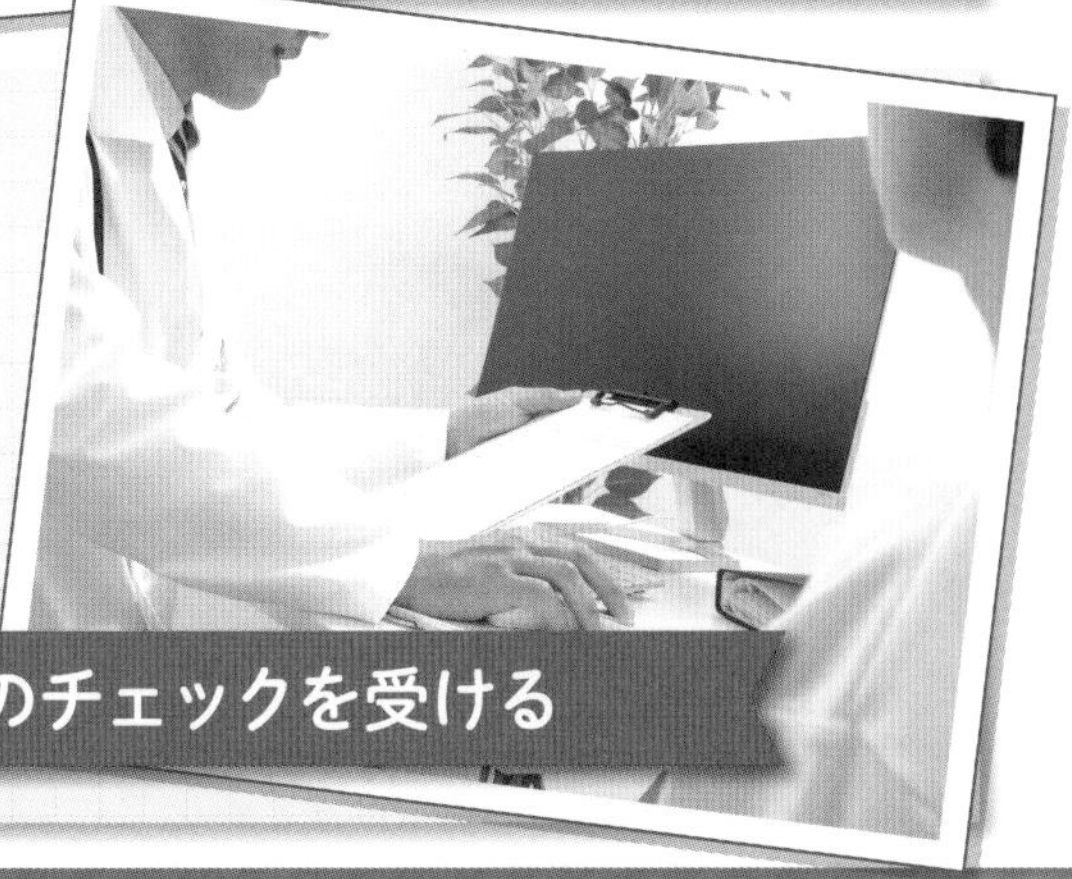

3 定期的な医者のチェックを受ける

55 実践するために小さな意識改革をしよう

「千里」を高望みせず、今日の「一歩」に集中する

近年、ビジネス界で「健康経営」という言葉が注目されています。**従業員の健康管理を経営的な視点でとらえ、優先的に取り組む会社こそが成長する**、という考え方です。経営心理学者のロバート・ローゼンは、「健康な従業員こそが収益性の高い会社をつくる」と、ヘルシーカンパニー（健康経営）の重要性を主張しています。

ところが企業が行なう定期健康診断で「血圧や肝機能、血糖値になんらかの所見があった人は半数を超える」と、厚生労働省は発表しています。省庁や経営陣が何をいおうが、**従業員の一人ひとりが意識改革をしないと、実現は難しい面があるでしょう。**

本書では脂肪肝や生活習慣病をなくす有効で簡単な方策を紹介してきましたが、**大切なのは、やるかやらないか**です。そして実践するためには、ちょっとした意識改革が必要です。

健康生活を手に入れるには、一気に「千里」を行くような苦行は必要ありません。

「千里の道も一歩から」というように、飴をやめる、フルーツを減らすなど簡単な一歩を踏み出すことが大切、そしてそれを続けることが鍵なのです。

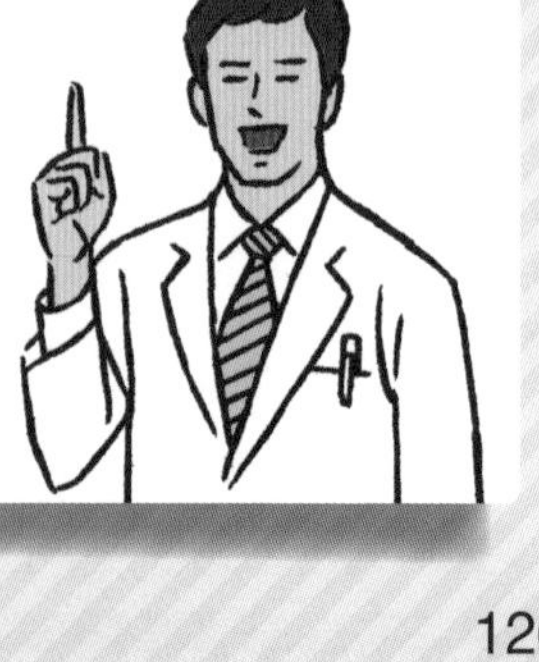

「健康経営」を徹底する会社が成長する理由

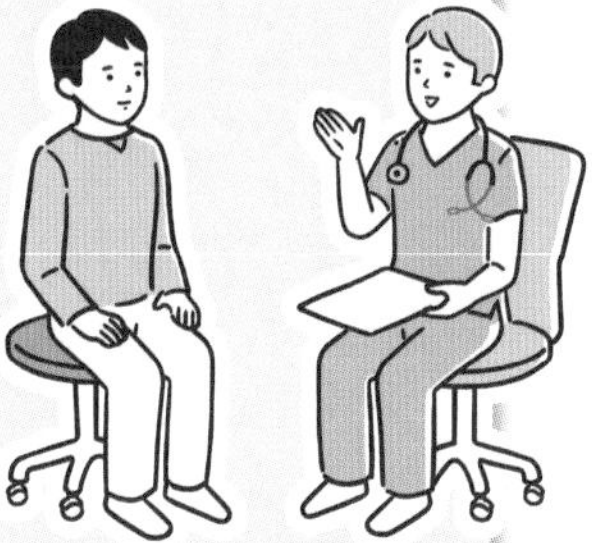

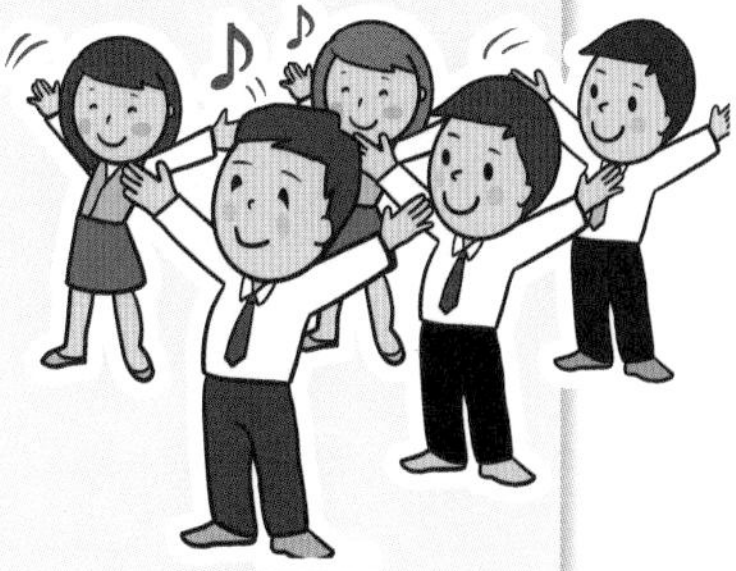

- □ 社員の健康診断を徹底する
- □ 医師や専門家、介護士のアドバイスを得る
- □ 社員にストレスをかけない環境づくりを行なう
- □ 職場内で気軽に健康面やメンタル面で相談できる雰囲気をつくる
- □ 十分な休暇を社員にとってもらうようにする
- □ 社員に運動を推奨し、その機会も提供する
- □ 会社全体として健康への意識を高める

↓ 結果

- ▶ 社員のストレスが減り、離職率も低くなる
- ▶ 実力のある社員が定着し、会社としての利益が上がる
- ▶ 外部からの評判もすこぶる高くなる

↓

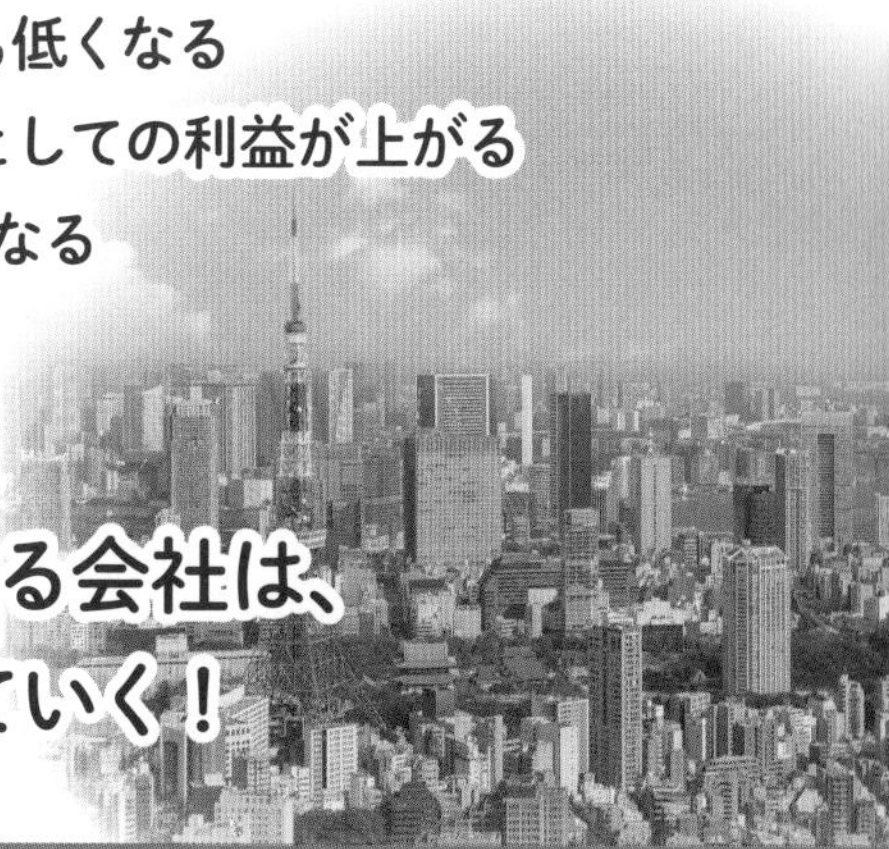

「健康経営」を徹底する会社は、どんどん成長していく！

図解《ずかい》で改善《かいぜん》! ズボラでもラクラク!
1週間《しゅうかん》で脂肪肝《しぼうかん》はスッキリよくなる

著　者　栗原　毅（くりはら・たけし）
発行者　押鐘太陽
発行所　株式会社三笠書房
〒102-0072　東京都千代田区飯田橋3-3-1
電話：(03) 5226-5734（営業部）
：(03) 5226-5731（編集部）
https://www.mikasashobo.co.jp
編集協力　中川賀央　コパニカス　アールズ吉田宏
本文デザイン・DTP　ウエイド土屋裕子
本文イラスト　村林タカノブ　BIKKE
印刷　誠宏印刷
製本　若林製本工場

編集責任者　清水篤史
ISBN978-4-8379-2905-5 C0030